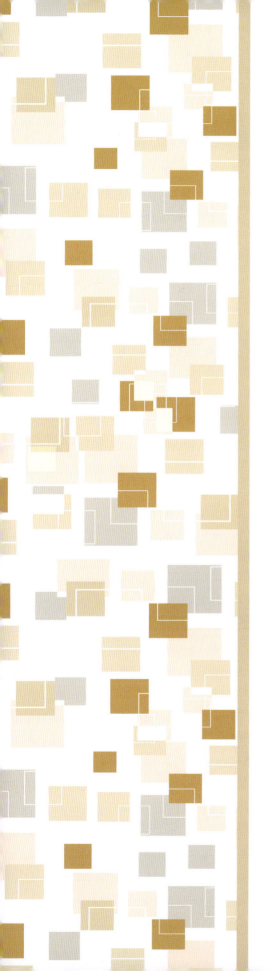

チャート式
皮膚疾患の漢方治療

内海康生　大竹直樹　黒川晃夫
武市牧子　田邊惠美子　橋本喜夫
森原潔　栁原茂人　吉木伸子＝著

東洋学術出版社

本書の特徴

　本書は，季刊『漢方と診療』誌（小社刊）に連載した「チャート式皮膚疾患の漢方治療」シリーズ（2013〜16年掲載）をもとに，単行本にまとめ直したものである。

　本書の特徴は，以下の通りである。

- 執筆者は，すべて豊富な臨床経験をもつ皮膚科の専門医であり，疾患の基礎概念，標準的な治療法などの解説がなされている。
- 取り上げた疾患は，日々の臨床でよく遭遇するものばかりであるが，西洋医学的治療で十分な効果が得られないケースも多く，漢方による治療効果が期待できる疾患を選んでご執筆いただいた。
- 単行本化するにあたっては，臨床現場からのニーズが多かった「老人性皮膚瘙痒症」「蕁麻疹」「掌蹠膿疱症」「扁平疣贅・尋常性疣贅（イボ）」「多汗症」の項目を新たに追加した。
- 漢方処方の選択は難しいとされているが，フローチャートを用いることによって，4〜6剤の基本的な処方の鑑別法を一目で捉えられるようになっている。
- 症例紹介では，治療経過を辿ることで処方選択についての理解を深めるとともに，実際の症例写真により皮膚の症状と治療効果が確認できる。
- 各疾患における漢方治療の位置づけ，代表的な漢方治療の方法，注意点，効果判定のポイントなどについても詳説されており，漢方の初学者にも理解しやすい。

　本書は，皮膚疾患の治療を通じて，漢方医学の基本的な考え方にも触れられるような内容になっている。皮膚科医だけでなく，他科の医師にも漢方入門書として役立てていただける一冊である。

i

【執筆者】　五十音順

内海 康生（内海皮フ科医院）

大竹 直樹（海岸通り皮ふ科）

黒川 晃夫（大阪医科大学附属病院皮膚科）

武市 牧子（三愛病院総合診療科・外科）

田邊 惠美子（旭町診療所）

橋本 喜夫（JA 旭川厚生病院皮膚科）

森原 潔（もりはら皮ふ科クリニック）

栁原 茂人（近畿大学医学部皮膚科学教室）

吉木 伸子（よしき皮膚科クリニック銀座）

　『漢方と診療』誌で本企画をスタートするにあたっては，武市牧子先生が2005年に発表された，フローチャートを用いた論文「痤瘡に対する漢方薬の実践的投与」（『漢方医学』）を参考にさせていただきました。

　ご多忙な中，本誌の企画趣旨にご理解をいただき，連載時にご執筆くださった先生方，また本書制作に際し，追加執筆を快くお引き受けくださった先生方に，心より御礼を申し上げます。

2019年　春

編集部

目次

本書の特徴 ……………………………………………………………… i

1　尋常性痤瘡（にきび）〔武市 牧子〕……………………………… 1

2　アトピー性皮膚炎　〔内海 康生〕………………………………… 11

3　乳児湿疹（乳児アトピー性皮膚炎）〔大竹 直樹〕……………… 21

4　老人性皮膚瘙痒症　〔内海 康生〕………………………………… 27

5　蕁麻疹　〔森原 潔〕………………………………………………… 33

6　酒皶　〔田邊 惠美子〕……………………………………………… 39

7　乾癬　〔森原 潔〕…………………………………………………… 45

8　掌蹠膿疱症　〔栁原 茂人〕………………………………………… 51

9　尋常性疣贅・扁平疣贅（イボ）〔大竹 直樹〕…………………… 57

10　皮膚潰瘍　〔黒川 晃夫〕…………………………………………… 65

11　帯状疱疹　〔栁原 茂人〕…………………………………………… 75

12　多汗症　〔橋本 喜夫〕……………………………………………… 83

13　心因性皮膚疾患　〔黒川 晃夫〕…………………………………… 89

14　美容皮膚科領域
　　──女性のデリケートな愁訴に対して　〔吉木 伸子〕………… 99

索引 ……………………………………………………………………… 107

1 尋常性痤瘡

(にきび)

武市 牧子 三愛病院総合診療科・外科（高知県高知市）

はじめに

　皮膚疾患の治療において，医師，患者側の双方から漢方に対するニーズは高い。皮膚疾患は同一病名であっても多様な病態を示すことも多く，西洋医学による画一的な治療で効果を上げるのが難しいことも，その原因の１つであろう。しかし，本格的な漢方治療を行うにはそれなりの修練が必要であり，なかなかその第一歩を踏み出せない医師も多いのではないだろうか。この原稿が読者諸氏の参考となり，従来の治療手段に手詰まりを感じていた医師の皆さまと，長年の症状に悩んでいた患者さんのお役に立てば，執筆者として幸いである。

疾患の特徴と漢方治療の位置づけ

　尋常性痤瘡は，青年男女の顔・胸・背部に，毛包一致性の丘疹・膿疱が多発し，色素沈着・小瘢痕を残して治癒する。面皰（comedo）を初発疹とし（出口の閉じている閉鎖面皰は白く，毛孔の開いている開放面皰は汚れが付いていて黒い），毛包破壊や二次感染により，膿疱・硬結・嚢腫などがみられる慢性炎症性疾患である。

　その発症因子は皮脂・角化異常・細菌感染・遺伝性素因などの内的因子の

CHART

図1 処方選択フローチャート

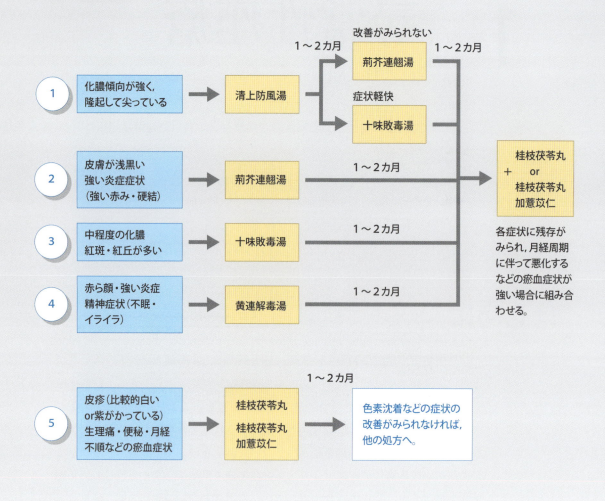

ほか，食事・ストレス・化粧品などの外的因子が複雑に関与している。特に女性では，月経周期に関連して発生・増悪をみるものもある。また近年は，不適切な化粧品の使い方などで，発生・増悪を繰り返す患者が増加傾向にある。

座瘡治療に関しては，2008年に日本皮膚科学会において尋常性座瘡治療ガイドライン[1]が策定され，漢方薬は，面皰と，丘疹・膿疱の軽症において推奨されている。しかし漢方薬は，抗生物質アレルギーの患者への代替治療となるのみならず，その汎用で問題となる抗生物質耐性化を防ぐことのできる治療薬である。実際，臨床の現場では，抗生物質の投与では再発を繰り返

す中程度以上の患者が対象となる場合も少なくない。

　一方で，西洋医学中心の日本の医学教育の中で，その効能や作用機序など，漢方治療そのものがまだ十分に理解されないために，その評価が十分になされていないと感じる。その原因の1つとして，漢方用語が難解なため，理解を難しくしていると考えられる。筆者は可能な限り漢方用語を避け，西洋医学にそった説明をしていきたい。

代表的な漢方治療

　痤瘡の治療に用いる代表的な方剤を**表1**に示す。**図1**のチャートを目安に，これらの方剤を処方する。多くの症例では①〜④で開始し，1カ月後に効果判定をする。

表1　にきびの治療に用いる代表的処方

処方名	適応する症状	薬理作用[*2]
荊芥連翹湯[*1]	慢性期の化膿傾向を伴った痤瘡，皮膚が浅黒く，赤みを帯びた炎症症状が強い。慢性期に用いる。	*P. acnes* に対する抗菌作用，抗リパーゼ作用[2,3]　抗炎症作用（ヒト好中球由来の活性酵素抑制作用）[4]
清上防風湯[*1]	発赤，化膿傾向が強く隆起がはっきりしている。	*P. acnes* に対する抗菌作用，抗リパーゼ作用[2,3]　抗面皰作用（ウサギ面皰最大径および毛嚢孔面積縮小作用）[5-7]
十味敗毒湯	化膿程度は中程度，紅斑・紅丘が多い。初期に用いる。	抗面皰作用（ウサギ面皰最大径および毛嚢孔面積縮小作用）[5-7]　抗炎症作用（ヒト好中球由来の活性酵素抑制作用）[8]
黄連解毒湯	赤ら顔で炎症も強く，イライラや不眠を訴える。	*P. acnes* に対する抗菌作用，抗リパーゼ作用[9]
桂枝茯苓丸　桂枝茯苓丸加薏苡仁[*1]	月経に伴い悪化する。紫がかった皮疹。	抗炎症作用（ヒト皮膚血管内皮細胞中の炎症性サイトカイン産生抑制作用）[10]

P. acnes = *Propionibacterium acnes*

＊1　「にきび」の適応がある。

＊2　リパーゼは面皰内の *P. acnes* 増殖により産生される脂質分解酵素であり，毛包部の角化異常や炎症の惹起に関連することが知られている。
　　漢方薬による抗リパーゼ作用は，*P. acnes* に対する抗菌作用を介した二次的なものである。

尋常性痤瘡（にきび）　●　3

| 症例1 | 荊芥連翹湯が奏効した例 |

16歳，男性。漢方になじみがないとのことで，当初は十味敗毒湯から開始した。抗生物質を併用しても，多発性の膿疱が次から次へと発生したため，1カ月後に荊芥連翹湯に変更。3週間でかなりの改善がみられた（図2）。

図2　症例1

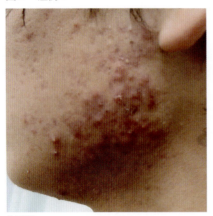 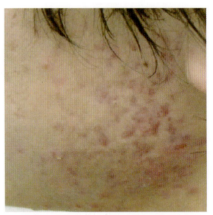

治療前　　　　　　　　　　　　　　治療後

| 症例2 | 清上防風湯が奏効した例 |

16歳，女性。尖った赤みのある皮診が特徴の痤瘡である。清上防風湯を3カ月服用させた。抗生物質クラリスロマイシンは膿疱を伴ったときにのみ数日間服用させた（図3）。

図3　症例2

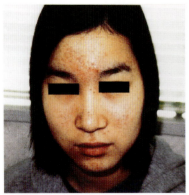 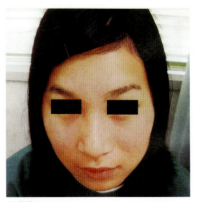

治療前　　　　　　　　　　　　　　治療後

このように，改善傾向があれば最長6カ月を目安に治療を続行するが，改善傾向がなければ他剤に変更する。また，皮疹の状況が変わった場合も，表を参考に他の処方に変更する。皮疹の状態は改善してもさらに色素沈着がみられる場合は，桂枝茯苓丸などの駆瘀血剤を投与することで筆者は治療効果を得ている。

「瘀血」に着目する

「瘀血」とは，代表的な漢方医学的病態の1つであり，「血」が体内でうまく循環せず，停滞した状態を指す概念である。この場合の「血」は西洋医学の血液とほぼイコールと考えてよい。つまり西洋医学でいうところの，血流の循環障害による鬱滞が，全身の各所で起こる状態である。その結果として，局所的には赤黒い鬱滞がみられ，全身症状としては月経不順・便秘症・冷え症などが現れる。それらの症状は，女性にみられることが多く，特に月経前後に生じやすいという特徴がある。

ただし，冷えに関しては近年，若年層の男女の体温がともに20年ほど前と比べて1度ほど低下しているという報告がある。冷えの原因の1つを瘀血と考えるならば，若い男性であっても，瘀血の対策を講じた方がよい場合もあるであろう。

瘀血による痤瘡の特徴

特に瘀血を伴う痤瘡に関して言及するのには理由がある。痤瘡は，急性炎症の3徴候である発熱（局所を含む）・疼痛・腫脹といった症状で始まることが多い。しかしその中に，皮疹が赤く炎症にならずに，青っぽく固まってしまう，あるいは，赤い炎症が青く（赤黒く）まではなるが，なかなか肌の色まで回復してこない症例が少なくない。それらは，高い頻度で瘀血の存在を表していると考えてよい。

このタイプの痤瘡は，いったん治癒してもまた繰り返し発症しやすい。夏秋は，瘀血のある状態では炎症が慢性化し，色素沈着や苔癬化を伴うものと判断している[11]。また，稲木は瘀血の徴候として顔や皮膚の色が青黒くすむこと，痤瘡が赤黒いことなども着眼点となると論じている[12]。

つまり「瘀血体質」ともいうべき全身状態が，局所的に顕在化したものが

尋常性痤瘡（にきび）　●5

痤瘡であるとも考えられる。したがって，この体質を改善することで，皮疹の改善のみならず，いわゆるニキビループといわれる，繰り返し発生する痤瘡の連鎖を断ち切ることも可能になるのである。

瘀血に効果のある漢方処方

そこで，このような瘀血に対して改善効果があるといわれる漢方薬を**表2**に提示する。

瘀血を改善する漢方薬は駆瘀血剤と呼ばれ，各症状に合わせて用いるが，基本処方として桂枝茯苓丸があり，さらに皮膚科領域の適応を有するものとしては，桂枝茯苓丸に薏苡仁（ハトムギの種子）を加えた桂枝茯苓丸加薏苡仁がある。薏苡仁には抗酸化作用があるので，炎症や細胞膜の障害を起こしやすい状態に対して，主にNK細胞を活性化させて細胞の免疫を高め，排膿・消炎作用を強化する。そのため，桂枝茯苓丸にプラスすることでより多くの皮膚疾患に対応できる。男女共に使ってよいが，特に女性の月経前に急性増悪をきたすものなどに桂枝茯苓丸加薏苡仁は有効である。また茯苓には，女性ホルモンを惹起する作用[13]があり，これを含む方剤は月経不順により左右される痤瘡に適すると考えられる。

痤瘡は本来，生体のさまざまな因子が絡み合って起こる疾患である。駆瘀血剤を用いる際には，月経不順・便秘症・冷え症などの全身症状や，イライ

表2　瘀血を伴う痤瘡に用いる漢方処方（月経に伴い悪化する，または月経不順を伴う痤瘡）

処方名	適応する症状	体力
通導散	桃核承気湯に比べて，より精神症状が強い。	あり
桃核承気湯	便秘・のぼせ・イライラ・不安感・不眠。	
桂枝茯苓丸	比較的白い皮疹あるいは紫がかった皮疹・色素沈着。 のぼせ・生理痛・月経不順・便秘。 （瘀血症状に対する代表的処方であり，他剤と組み合わせやすい）	
桂枝茯苓丸加薏苡仁*	桂枝茯苓丸の症状に加え，肌荒れが顕著。	
当帰芍薬散	手足が冷える・肩こり・貧血傾向。	なし

＊桂枝茯苓丸加薏苡仁には，「にきび」の適応あり。

6 ● 尋常性痤瘡（にきび）

ラなどの精神症状を考慮した上での使い分けが重要なポイントとなるため、問診時には必ずその有無を尋ねるようにしたい。主訴は痤瘡であっても、付随した症状の改善は患者さんに喜ばれることであり、西洋薬にはない漢方特有のメリットである。

筆者の経験上、駆瘀血剤は、視覚的には比較的白いか、あるいは紫がかったような色を帯びた皮疹に対して特に効果的であった。加えて、既存治療で化膿性炎症は取れたものの、紅斑や色素沈着だけが残る場合にも、他の漢方薬と組み合わせて用いると非常に有効である[14, 15]。

急性炎症が治まり次第、チャート（**図1**）上の4つの漢方薬（十味敗毒湯・黄連解毒湯・荊芥連翹湯・清上防風湯）のうちの1剤から2剤を約1カ月投与し、その後、瘀血の所見がみられるようであれば、桂枝茯苓丸か桂枝茯苓丸加薏苡仁に変方する。また、さらに月経周期に伴って悪化する場合には、上述した4つの処方と併用してもよい。

症例3	荊芥連翹湯＋桂枝茯苓丸が奏効した例（1）

21歳、女性。しっかりした体格で体力中等度。来院時、皮膚に強い炎症症状がみられたので荊芥連翹湯7.5g／日を投与した。トラネキサム酸やビタミンB$_2$、ビタミンCを追加投与したが、効果が十分でなかった。月経不順があり、皮疹が初期の赤い炎症から赤黒くなるなどの瘀血症状がみられたため、7カ月後、桂枝茯苓丸7.5g／日を追加投与した。その1カ月後、荊芥連翹湯＋桂枝茯苓丸の2剤併用投与のみで紅斑が消失した（**図4**）。

症例4	荊芥連翹湯＋桂枝茯苓丸が奏効した例（2）

23歳、女性。来院時、皮膚に強い炎症症状（強い赤みや硬結）がみられたので荊芥連翹湯7.5g／日を投与した。クラリスロマイシンの反復投与に加え、トラネキサム酸やビタミンB$_2$、ビタミンCを追加投与したが、効果が十分でなかった。特に皮膚症状としては、赤黒く、あるいは青みがかったところまでは炎症症状は取れるが、そこから皮膚色が回復できないことが特徴的であった。月経不順があり、冬になるにつれ冷え症状も認めたため、6カ月後、桂枝茯苓丸7.5g／日を追加投与した。その2カ月後、荊芥連翹湯＋桂枝茯苓丸の2剤併用投与のみで紅斑がかなり改善された（**図5**）。

尋常性痤瘡（にきび）　●7

図4 症例3

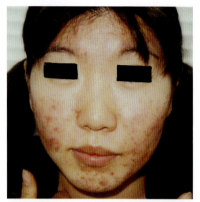
治療開始時
荊芥連翹湯

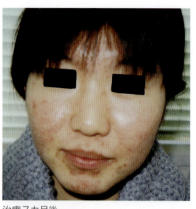
治療7カ月後
荊芥連翹湯＋桂枝茯苓丸

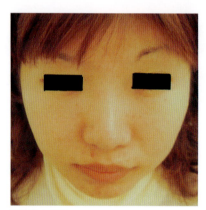
治療8カ月後

効果判定と服薬の工夫

　効果判定に関しては，服用後2〜4週間の時点で患者に反応を聞きながら，皮疹の状況や身体全体の反応をもって判定することが肝要である。
　一般的に漢方治療は，効果を判定することが非常に難しいとされているが，皮膚科疾患においては病態の変化が目視できるため，効果判定が比較的容易であると考えられる。また漢方薬は，患者の痤瘡以外の症状も改善することがあるため，問診にて服用開始後の睡眠・食事の量や味・便通などの身体に現れた影響を考慮し，処方を継続するか否かの判断材料とするべきである。
　漢方薬は，独特の苦みや臭みのために脱落者を作りやすい。当院では独自の工夫として，初めて漢方薬を飲む患者に，もっとも甘みのある十味敗毒湯

図5 症例4

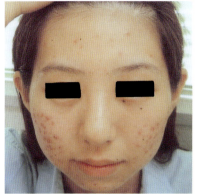
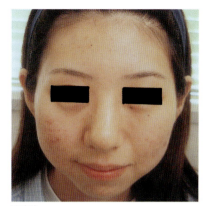

治療前　　　　　　　　　　　　治療後

を医師の目の前で服用していただき，飲めるかどうかの確認をする。十味敗毒湯の味で何とか飲める場合には，あまり証にはこだわらずに，まず2週間ほど十味敗毒湯を処方し，漢方薬の味に慣れたところで証に合った方剤に変更するのも一考である。こうすることで脱落者を最小限にとどめ，漢方は飲みにくいという印象を変えることができる。また，来院時には，服用状況を必ず確認するべきであろう。

おわりに

　座瘡の治療において，「証」が理解しづらく漢方薬を使いにくい，という話を皮膚科医から聞くことがある。そこで，今回のチャートは，西洋医学の知識しかなくても，明日から実践できるように心がけてまとめた。臨床の現場で，抗生物質が数日で効かない患者や，抗生物質にアレルギーのある患者に出会ったとき，また，冷えの症状があって完治が難しいときなどに，この「チャート式」を参考にして，治療の幅を拡げていただけることを切に願う。

【文献】
1）林伸和・赤松浩彦・岩月啓氏．日本皮膚科学会ガイドライン 尋常性痤瘡治療ガイドライン．日皮会誌，2008，118（10），p.1893-1923.
2）Higaki S, Hasegawa Y, Morohasi M, et al． The correlation of Kampo formulations and their ingredients on anti-bacterial activities against Propionibacterium acnes. J Dermatol, 1995, 22（1），p. 4 - 9.
3）Higaki S, Nakamura M, Morohasi M, et al． Anti-lipase activity of Kampo formulations, coptidis rhizoma and its alkaloids against Propionibacterium acnes． J Dermatol, 1996, 23（5），p.310-314.
4）赤松浩彦・堀尾武．毛包脂腺系を科学する－にきびと吹き出物．にきびと活性酸素．日本香粧品

科学会誌，1997，21（4），p.341-343.

5）高橋省三・檜垣修一・諸橋正昭．実験的面皰に対する和漢薬の抗面皰作用．和漢医薬学会誌（J med pharm wakan-yaku）［和漢医薬学雑誌（J trad med）］，1985，2（3），p.686-687.

6）斉藤明宏・諸橋正昭．和漢薬の抗面皰作用に関する組織化学的検討．和漢医薬学会誌（J med pharm wakan-yaku）［和漢医薬学雑誌（J trad med）］，1986，3（3），p.268-269.

7）諸橋正昭・高橋省三・宮入宏之．和漢薬の抗面皰作用に関する電顕的検討．和漢医薬学会誌（J med pharm wakan-yaku）［和漢医薬学雑誌（J trad med）］，1987，4（3），p.240-241.

8）赤松浩彦・朝田康夫．漢方製剤の活性酸素に及ぼす影響．皮膚科における漢方治療の現況5．医学書院，1994，5，p.35-45.

9）檜垣修一・中村元一・諸橋正昭．ざ瘡の和漢薬療法に関する基礎的研究（第11報）－P. acnes に対する黄連解毒湯と他の漢方薬間の抗菌及び抗リパーゼ活性についての比較検討－．和漢医薬学雑誌（J trad med），1995，12（4），p.432-433.

10）Yoshihisa Y, Furuichi M, Shimizu T. The traditional Japanese formula keishibukuryogan inhibits the production of inflammatory cytokines by dermal endothelial cells. Mediators inflammation．2010，p.1-8．

11）夏秋優．皮膚科医が知っておきたい漢方の知識──知っておきたいザ瘡の漢方治療．日皮会誌，2011，121（13），p.3166.

12）稲木一元．漢方重要処方マニュアル 基礎と実践の手引き 桂枝茯苓丸加薏苡仁．Science of Kampo Medicine，2011，35（2），p.152-153.

13）臼杵恕．当帰芍薬散の各種構成生薬の黄体機能に及ぼす影響について．和漢医薬学会誌，1987，4（3），p.264-265.

14）武市牧子．痤瘡に対する漢方薬の実践的投与例および効果．漢方医学，2001，25（5）p.233-237.

15）武市牧子．痤瘡に対する漢方薬の実践的投与．漢方医学，2005，29（6），p.282-286.

2 アトピー性皮膚炎

内海　康生　内海皮フ科医院（島根県松江市）

はじめに

　アトピー性皮膚炎は瘙痒を伴う慢性炎症性皮膚疾患で，西洋医学的治療では難治なことも少なくなく，漢方治療が奏効することをしばしば経験する。そしてアトピー性皮膚炎の症状は季節によって変動することが多い。西洋医学では，そのような変動に対処する方法は冬期の乾燥期に保湿剤を処方するくらいである。しかし漢方医学では，処方を変更することにより対応できる。ここでは，夏場と冬場に処方する方剤について解説したい。また，皮膚に表れている症状を改善することを標治，体質を改善することを本治というが，標治・本治を考慮した処方が重要である。季節に応じた処方は標治として使用することが多いが，季節にかかわらず用いる本治の処方についても解説する。

夏場の処方選択

　夏場にみられるアトピー性皮膚炎は，発汗によって増悪するケースが多く，紅斑は熱を帯び，やや浸潤していることが多い。夏場によく処方する標治の代表的3処方を**表1**に示した。
　夏場に用いる標治の処方のポイントは，清熱剤（消風散[1]・白虎加人参湯[2]）

● 11

表1 夏場のアトピー性皮膚炎に対する標治の処方

処方名	適応する症状	処方の特徴
消風散	風湿熱。ほぼ体全体の皮疹が赤く熱を帯びている。	清熱剤。風湿熱に対し，消炎・解熱・止痒・分泌物減少の方向に働く。
白虎加人参湯	顔面・頸部・胸部まで（上焦）の皮疹が赤く熱を帯びていて乾燥傾向。 口渇・ほてり・多汗。	清熱剤
越婢加朮湯	皮疹が赤く熱を帯びていて浸潤傾向。口渇・浮腫。	清熱利水剤

表2 アトピー性皮膚炎に対する本治の処方

処方名	適応する症状	処方の特徴
補中益気湯	気虚[*1]。全てに力がなく倦怠感が著しい。ストレスで精神的に弱っている。手足倦怠・言語軽微・眼勢無力。	補気剤。裏寒虚証。
十全大補湯	気血両虚。顔色が悪い（貧血）・皮膚枯燥・全身衰弱・倦怠感著明。	気血双補剤。裏寒虚証。四君子湯と四物湯を合わせた八珍湯にさらに肉桂と黄耆を加えた処方。
桂枝茯苓丸	瘀血[*2]。舌はやや帯紫紅色で，舌下静脈の怒張がみられる。苔癬化皮疹。 冷えのぼせ。小腹鞕満・瘀血の圧痛点。	駆瘀血剤。裏熱実証。
通導散	瘀血の症候に気滞の症候（胸苦しさ・腹満・便秘）を伴うもの。のぼせ。	駆瘀血剤。裏熱実証。
小建中湯	脾虚[*3]。胃腸の弱い虚弱児の体質改善。腹直筋の緊張。体質虚弱で疲労しやすく，血色がすぐれない。腹痛・動悸・手足のほてり・冷えなど。	温裏補陽剤。裏寒虚証。
真武湯	脾虚。少陰病の葛根湯と言われるくらい，新陳代謝の沈衰しているときによく用いられる。冷え症・身体が重い・めまい（立ちくらみ）・動悸・下痢・腹痛の傾向。	温裏補陽剤。裏寒虚証。

*1 気虚：気が上昇する力がない状態。生命活動の衰え。
*2 瘀血：血の停滞による微小部の循環障害。
*3 脾虚：消化吸収力の衰えているもの。
　　（以上『入門漢方医学』[3]より引用）

CHART

図1 処方選択フローチャート（夏場のアトピー性皮膚炎）

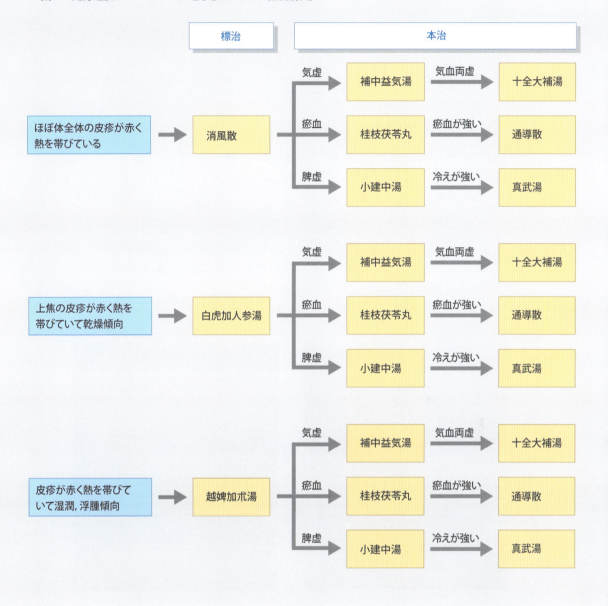

または清熱利水剤（越婢加朮湯[4]）を用いることである。なお黄連解毒湯も清熱剤で，アトピー性皮膚炎に頻用される処方であるが，夏場だけでなく季節にかかわらず処方されることが多いので取り上げなかった。

　これらの標治の処方を用いて一時的に症状が改善しても再燃することが多い。再燃を防ぎ，治癒へ導くためには体質を改善する本治としての治療が必

要となる。表2に本治の処方を示した。記載に際しては髙山の『腹証図解 漢方常用処方解説』[5]より一部引用した。なお各処方の詳しい解説を記した論文を文献欄にあげておいた[6-11]。

処方選択の流れをチャートで示した（図1）。まず皮疹の状態を診て標治の処方を選択し、気虚・瘀血・脾虚のどれに当てはまるかを考えて本治の処方を選択する。

症例1　消風散と補中益気湯を併用した例

患者：26歳、男性。
現病歴：数年前から毎年、春から夏にかけてアトピー性皮膚炎が増悪していた。
治療経過：ほぼ体全体の皮疹が赤く熱を帯びて、やや湿潤傾向なので消風散を、また気虚で、腹診で胸脇苦満を認めたため、補中益気湯を処方した。処方後2週間で皮疹はかなり改善した（図2）。

図2　症例1

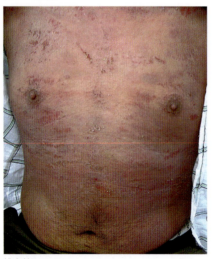
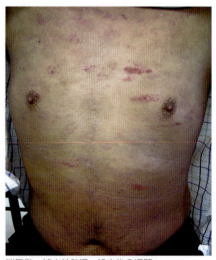

処方前　　　　　　　　　　　　　　　　消風散・補中益気湯　処方後2週間

症例2　消風散と桂枝茯苓丸を併用した例

患者：33歳、男性。
主訴：頸部の紅斑。

治療経過：アトピー性皮膚炎の診断にて抗アレルギー剤の内服，白虎加人参湯の内服，ステロイド外用剤を処方し，良好な状態が続いた。夏季になって汗の刺激によるためか，上腕にも紅斑が出現したため，白虎加人参湯から消風散に処方を変更した。また舌診で舌下静脈の怒張を認めたので，本治として桂枝茯苓丸を併用した。2カ月後には，頸部・上肢の皮疹はかなり改善した（**図3**）。

図3　症例2

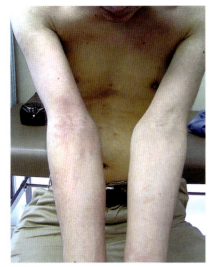
処方前

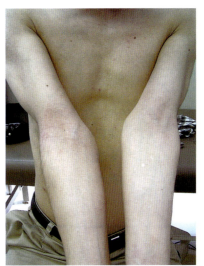
消風散・桂枝茯苓丸　処方後2カ月

冬場の処方選択

冬場に用いる標治の処方のポイントは，乾燥した皮膚を改善させることである。代表的方剤として温清飲[12]・十味敗毒湯[13]・当帰飲子[14]を選んだ（**表3**）。記載に際しては髙山の『腹証図解 漢方常用処方解説』[1]より一部引用した。温清飲は，皮膚が乾燥していて渋紙色の紅斑が目標になる。十味敗毒湯は，化膿傾向を持つ丘疹によいとされているが，山本は乾燥性の皮疹の第一選択としている[15]。当帰飲子は紅斑が少なく乾燥が主体の場合によい。しかし，これらの標治の処方を用いて一時的に症状が改善しても再燃することが多い。再燃を防ぎ，治癒へ導くためには体質を改善する本治としての治療が必要となる。**表2**の中の十全大補湯は，補中益気湯より重症化・慢性化している場合によい。通導散は最強の駆瘀血剤で，証が合えば効果はシャープであるが，合わないときは却って悪化したり，下痢をしたりすることもあり慎重に処方したい。真武湯は裏寒に注目し，腹壁の冷えなどを目標に選択す

表3　冬場のアトピー性皮膚炎に対する標治の処方

処方名	適応する症状	処方の特徴
温清飲 [12]	血虚と血熱が同時にある病態に対する基本方剤。皮膚の色つやが悪く，渋紙色。のぼせ，神経症。	清熱剤。裏熱虚証。四物湯と黄連解毒湯の合方。
十味敗毒湯 [13]	化膿傾向を持つ丘疹によい。分泌物の多いもの，苔癬化したものには効きにくい。腹力中等・胸脇苦満。	清熱剤。表熱実証。
当帰飲子 [14]	貧血性で皮膚は枯燥。発疹・発赤・分泌物などのない瘙痒症。夜間，特に痒みが激しい。	補血剤。表寒虚証。

る。なお，各処方の詳しい解説を記した論文を文献欄にあげておいた[12-16]。

　処方選択の流れをチャートで示した（図4）。まず皮疹の状態を診て標治の処方を選択し，気虚・瘀血・脾虚のどれに当てはまるかを考えて本治の処方を選択する。

症例3　温清飲と桂枝茯苓丸を併用した例

患者：33歳，男性（症例2の患者）。

治療経過：その後経過良好であったが，10月下旬になり頸部・軀幹の皮膚の乾燥傾向が目立つようになったため，消風散から温清飲5.0g／日分2に処方を変えた。桂枝茯苓丸はそのまま継続して処方した。次第に皮膚の乾燥傾向が改善した（図5）。

症例4　当帰飲子と補中益気湯を併用した例

患者：1歳10カ月，男児。

初診：2003年5月7日。

主訴：顔面・軀幹の紅斑。

現病歴：生後3カ月頃より近医小児科医院で治療を受けていたが，軽快と増悪を繰り返していた。最近特に増悪したため，来院。

検査所見：IgE RIST 150 IU／mL，IgE RAST 卵白（4＋），卵黄（2＋），ミルク（3＋），小麦（2＋），大豆（2＋）。

CHART

図4 処方選択フローチャート（冬場のアトピー性皮膚炎）

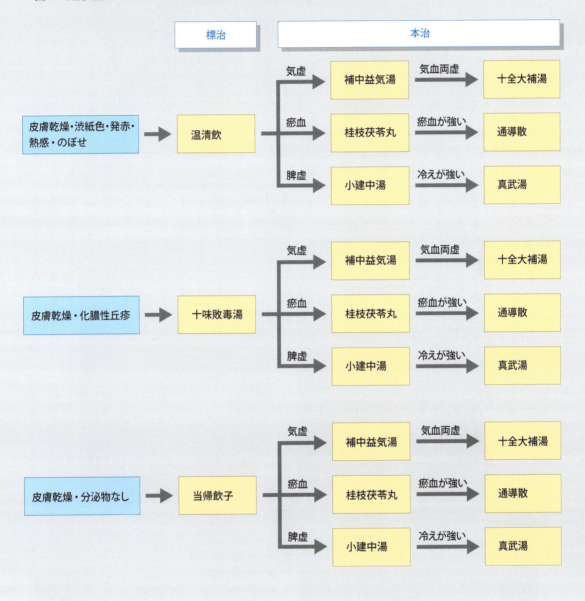

治療経過：アトピー性皮膚炎の診断にて，初診時は越婢加朮湯 2.5 g／日分2 と補中益気湯 2.5 g／日分2 を処方した。紅斑は軽減したが，来院8カ月後には冬になって乾燥が目立ってきたため，当帰飲子 2.5 g／日分2 と補中益気湯 2.5 g／日分2 を処方した。さらに5カ月後には乾燥傾向は改善した（図6）。

図5 症例3

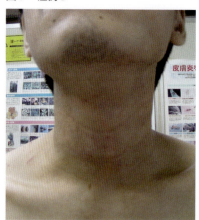
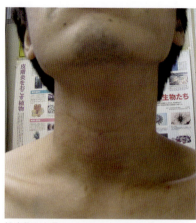

温清飲・桂枝茯苓丸　処方前　　　　　　処方後1カ月

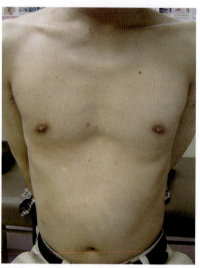
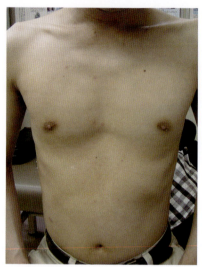

温清飲・桂枝茯苓丸　処方前　　　　　　処方後1カ月

図6 症例4

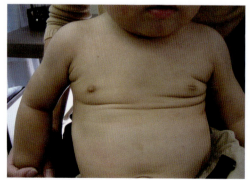
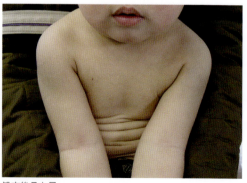

当帰飲子・補中益気湯　処方前　　　　　　処方後5カ月

18 ● アトピー性皮膚炎

処方時・処方後の注意点

アトピー性皮膚炎の皮疹は季節のみならず，環境・ストレスなどの影響などで変化しやすいことを認識したい。また食養生の指導を積極的に行うことも重要である。

処方を選択する際には，処方に対する固定したイメージを持たずに，臨機応変に対応するのがよいと思う。また処方の変更も流動的に行えばよい。

標治に際しては皮疹をよく観察することが大切であるが，本治では外来診療の限られた時間の中でもできれば舌を診て，腹を触って，気虚・瘀血・脾虚の情報を得るのが望ましい。

証を決める際には気血水・五臓・陰陽虚実表裏寒熱（八綱）などの概念がとても重要である。特にアトピー性皮膚炎では脾（胃腸）が弱っていることが多く，また気虚・瘀血が絡んでいることも多い。どこに最大のウイークポイントがあるかを見極めて処方を選択したい。

本治の方法としては，ある程度標治で症状を抑えてから本治の処方に移っていく方法と，最初から標治，本治の処方を両方同時にする方法がある。私の場合は本治の処方がより標治を効果的にすると感じており，後者を行うようにしている。なお気虚と瘀血の両方にまたがるケースで，保険上の制約のためエキス剤3剤の処方が難しい場合などは，どちらかウエイトの大きい方の処方を選択し，症状が軽快して標治の処方が必要でなくなってから必要に応じ本治の2剤を処方するようにしている。

2剤併用の際には服用量が問題となるが，重なる生薬（甘草など）の量が多くなる場合は各処方量を減らすようにしている。

効果判定は早くて2〜4週間くらいで可能である。効果がないときは他剤に変更する。皮疹が改善すれば次第に標治の処方を減らし，本治の処方を主体にしていく。

また本治が奏効すると，アトピー性皮膚炎以外の症状の改善を認めることが多い。例えば補中益気湯の場合では，疲れが取れた，よく眠れるようになった，など。また患者の表情が明るくなり，目つきが力強くなっていることに気づくことがある。桂枝茯苓丸では手足の冷えが取れ，女性の場合は生理が順調になることもある。それらの症状の改善に着目すれば，処方が合っているかどうか判断する際の参考になる。

アトピー性皮膚炎

おわりに

　「皮膚とは，内臓（脾：胃腸）の，生活の，心の，環境の，季節の"鏡"である」と広瀬[16]は述べている。症例２，３のように夏に消風散，冬に温清飲の処方により経過が良好であるアトピー性皮膚炎をしばしば経験する。季節により紅斑が目立つようになれば夏場の処方，乾燥が目立つようになれば冬場の処方を用いることによって，皮疹を良い状態に保つことが可能である。季節によって処方を変える発想は西洋医学にはほとんどなく，漢方医学的であり，アトピー性皮膚炎の治療に有用と思われる。なお，標治の処方だけでは治療効果が十分でないことが多い。必ず本治を考慮した治療を心がけたい。

【文献】
1）小林裕美．皮膚科漢方処方ベストマッチ22　消風散（抗炎症）．MB Derma．2013，211，p.14-16．
2）夏秋優．アトピー性皮膚炎に対する白虎加人参湯の効果．皮膚の科学．2010，19，p.54-60．
3）入門漢方医学．社団法人 日本東洋医学会 学術教育委員会，2002
4）栁原茂人．皮膚科漢方処方ベストマッチ22　越婢加朮湯（抗炎症・余分な水を取る）．MB Derma．2013，211，p.38-40．
5）髙山宏世．腹証図解 漢方常用処方解説（第52版）．日本漢方振興会漢方三考塾，2012
6）小林裕美．皮膚科漢方処方ベストマッチ22　補中益気湯（体力低下を補う）．MB Derma．2013，211，p.55-58．
7）三田哲郎．皮膚科漢方処方ベストマッチ22　十全大補湯（体力低下を補う）．MB Derma．2013，211，p.59-61．
8）古市恵ほか．桂枝茯苓丸のアトピー性皮膚炎に対する有効性の検討—瘀血病態および苔癬化病変の有無による効果の比較—．漢方医学．2011，35（4），p.364-369．
9）坂東正造．山本巌の漢方医学と構造主義　病名漢方治療の実際．メディカルユーコン．2002，p.368．
10）崎山武志．特集・小児の漢方治療—エキス剤を使いこなそう/虚弱児・肥満児．小児科診療．2010，73（3），p.392-396．
11）内海康生．真武湯が奏効したアトピー性皮膚炎の１例．漢方と診療．2014，4（4），p.68-69．
12）寺木祐一．皮膚科漢方処方ベストマッチ22　温清飲（抗乾燥・抗炎症）．MB Derma．2013，211，p.68-70．
13）羽白誠．皮膚科漢方処方ベストマッチ22　十味敗毒湯（抗炎症・抗化膿）．MB Derma．2013，211，p.30-32．
14）田宮久詩．皮膚科漢方処方ベストマッチ22　当帰飲子（抗乾燥・抗かゆみ）．MB Derma．2013，211，p.71-73．
15）坂東正造．山本巌の漢方医学と構造主義　病名漢方治療の実際．メディカルユーコン．2002，p.366．
16）広瀬滋之．教育講演２　アトピー性皮膚炎の証と処方鑑別　小児疾患の身近な漢方治療（第４回日本小児漢方懇話会記録集）．2004，3，p.64-79．

3 乳児湿疹
（乳児アトピー性皮膚炎）

大竹　直樹　海岸通り皮ふ科（愛知県蒲郡市）

はじめに

　昨今，皮膚科・小児科領域で食物の経皮感作による，食物アレルギーがトピックスとなっている。特に乳児期にアトピー性皮膚炎に罹患し，顔面の湿疹・びらん面に食物が接触すると，その後の食物アレルギー発症率が約5倍増加することがわかってきた。

　そのような観点から乳児期における湿疹，特に顔面とその周囲における病変の早期コントロールの重要性が高まっている。皮膚科学会ならびに小児科学会では経皮感作による食物アレルギーの罹患を防ぐために，ステロイド外用薬を用いたタイトな皮疹コントロールを推奨している。つまり皮疹コントロール後も，定期的にステロイド外用薬を塗布するプロアクティブ療法を施すことにより，湿疹の寛解状態を保ち続けるのである。

　しかし，一方で乳児湿疹あるいは乳児アトピー性皮膚炎の患児を持つ親は，ステロイド外用薬の長期使用への不安を持ち，ステロイド外用薬を使わない治療を求めて，転々とドクターショッピングする姿を我々は目の当たりにする。

　このような状況において，乳児湿疹・乳児アトピー性皮膚炎に対する漢方治療は，患児とその家族に対して大いに貢献できるものと確信する。

疾患の特徴と漢方治療の位置づけ

　乳児は急激な成長と生体機能の未熟さのため，各疾病における症状も治療経過も展開が早いことが特徴である。また乳児期は体重の70%以上が水分で占められ（老人は50～55%），この水分の多さが乳児湿疹において大きな問題となる。そのため，乳児湿疹の治療は水（水毒）・湿のコントロールを第一目標とする。

　乳児湿疹は多くの場合，頭と顔から始まり，軽度のきっかけで湿潤性紅斑やびらんになりやすく，また脂分も多く皮脂が固まってしばしば脂漏性皮膚炎様痂皮を形成する。頭部・顔面で分泌物が多く，びらんを伴う湿疹には治頭瘡一方を用い，脂漏性湿疹様の場合は五苓散を用いる。特によだれが出すぎると口囲・頬部から頸部にかけて「よだれ皮膚炎」といわれる乳児特有の湿疹病変が生じる。よだれは胃腸（脾胃）の冷えによることが多いため，人参湯を用いるとよだれの減少とともに湿疹が軽快する。

　頭部・顔面から始まった湿疹は，やがて頸周囲→体幹→四肢へ拡大し，小紅斑・紅色小丘疹が主となる。全身に湿疹が拡大した場合は，分泌物と赤みが強く出る。夏に増悪傾向のある紅斑に対しては消風散を，散在する紅色小丘疹を主とする場合は五苓散を用いる。五苓散の適応症状で，より炎症が強い場合は茵蔯五苓散がよい。

　乳児湿疹や乳児アトピー性皮膚炎の患児は胃腸虚弱のことが多く，漢方薬による体質改善によって繰り返す湿疹は正常化していく。その際には小建中湯・黄耆建中湯がファーストチョイスとなる。小建中湯で消化機能が改善され，元気になると皮膚炎も次第に軽快する。小建中湯に黄耆が加わった黄耆建中湯もほぼ同じ使用目標だが，黄耆が皮膚機能改善に役立つので，皮膚びらんや寝汗がある場合に使用する。

　顔面・頸部に重度の皮膚炎があると神経質・癇症となるため，まず顔面や露出部位の皮膚炎を改善させることが大切である。また，癇症で眠りにつきにくく，常にイライラして泣き叫ぶような際は，甘麦大棗湯・抑肝散・抑肝散加陳皮半夏などを用いて心を落ち着かせることが治療を進める上で重要となるが，本稿では甘麦大棗湯を代表として取り上げる。

　以上で述べたように，乳児湿疹（乳児アトピー性皮膚炎）に対する漢方治療は，皮疹の状態に応じた処方（標治）と，乳児に多い胃腸虚弱や癇症などの体質を改善する処方（本治）を治療開始時から併用していくと早期治癒が期待できる。乳児湿疹に用いる代表的漢方処方とその特徴を**表・図1**にまとめる。

注意点・効果判定のポイント

　　紅斑・丘疹・びらんなどの皮膚症状を指標に標治を目的として処方する治頭瘡一方・消風散・五苓散は，目標とする皮疹が軽快したら投薬を終了とする。この3剤は必要以上に長期にわたり投薬を継続すると，皮膚の乾燥傾向が強くなり皮疹の悪化を招くことがある。なお治頭瘡一方は便秘傾向，五苓散は軟便・下痢傾向の場合によりよい適応となる。

　　体質改善薬（本治）としての人参湯・小建中湯・黄耆建中湯・甘麦大棗湯は，治療開始時は標治の処方と併用して用いることが多い。人参湯で処方を開始した場合は，よだれが減少し，口囲・頸部の皮疹が軽快してきたら，小建中湯・黄耆建中湯に転方した方がよい。人参湯の長期投与により元来，熱証である乳児の体が温まりすぎてしまう。再燃を繰り返す乳児湿疹や乳児アトピー性皮膚炎では，小建中湯・黄耆建中湯は皮疹が改善して標治の処方を終了した後も，しばらく継続し，食欲が改善して皮疹の再燃がなくなれば処方終了とする。甘麦大棗湯は，小児癇症や夜泣きなどの精神神経症状がおさまれば処方終了とする。

表　乳児湿疹に用いる代表的漢方処方とその特徴

処方名	目標・特徴
治頭瘡一方	顔面・頸部・上半身上部の皮膚炎で分泌物が多い。湿潤性，痂皮を伴い，便秘傾向・瘙痒著明な場合に用いる。
消風散	分泌物が多く，痂皮傾向があり，瘙痒の強い皮膚病変に用いる。治頭瘡一方と類似の皮疹に使用するが，本剤は頭部・顔面以外の皮疹にも広く用いる。
五苓散	湿をとる代表的処方で湿潤性の皮疹のある場合に使用する。顔面・頭頸部の乳児脂漏性湿疹や，体幹に拡大する淡紅色小丘疹を主とした乳児湿疹に用いる。
人参湯	胃腸虚弱でよだれの多い乳児の口囲や頸部のびらん・紅斑に用いる。
小建中湯	胃腸の弱い虚弱児の体質改善などに用いる。小食で元気や根気がなく，腹壁が薄い場合によい。
甘麦大棗湯	小児癇症・夜泣き・失神発作・イライラして眠れない乳幼児に奏効する。加えて胃腸虚弱を改善し，体力をつける。

乳児湿疹（乳児アトピー性皮膚炎）

CHART

図1　処方選択フローチャート

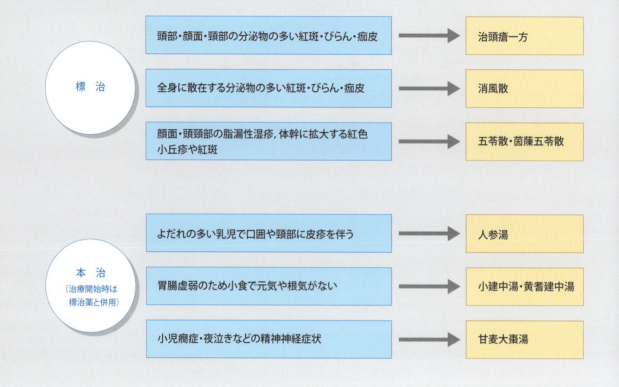

| 症例1 | 治頭瘡一方と人参湯を使用した例 |

　　　8カ月，男児。初診5日前より，よだれで汚れた抱っこ紐による摩擦で顔の紅斑が悪化し当院受診。

　　初診時，顔面のびらんを伴う湿潤性の紅斑に対して治頭瘡一方1.25g/日，多量によだれが出ることによる顔面紅斑の悪化に対して人参湯1.25g/日を処方した。治療初期に短期間マイルドクラスのステロイド外用薬を塗布したが，しばらくして漢方治療とアズレン軟膏外用でコントロール良好となった。治療開始1カ月半後にはよだれも減り，口囲紅斑は落ち着いた（**図2**）。

図2　症例1

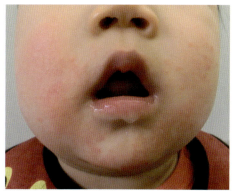
初診時

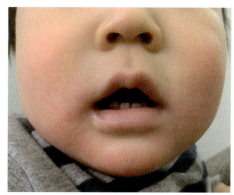
1カ月半後

症例2　　五苓散と人参湯を使用した例

　6カ月，男児。初診2カ月前から体幹・膝窩に掻破を伴う紅斑が出現した。当院受診2週間前に他院にてマイルドクラスのステロイド軟膏を処方され，外用中は紅斑が軽快するも，軽快と増悪を繰り返すため当院初診となった。なお同時期より，離乳食が開始されている。初診時，全身に散在性に広

図3　症例2

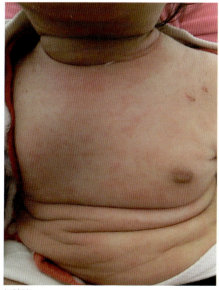
初診時

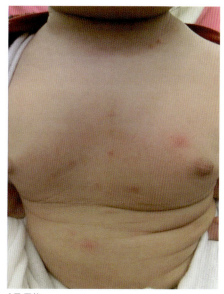
17日後

がる紅色丘疹と湿潤性紅斑に対して五苓散1g／日，よだれがやや多く頸部紅斑の悪化を認めたため胃腸虚弱を考え，人参湯1.25g／日を処方した。初診17日後，頸部，体幹の皮疹は軽快したため，五苓散を中止した。しばらく人参湯は継続したが，よだれも減少し皮疹の再燃がなくなったため中止した（図3）。

おわりに

筆者は3年間にわたり，アオキクリニックの二宮文乃先生の診療に陪席させていただいた。その中で学んだ乳児の皮膚病治療に関する要点は，①胃腸虚弱や癇症を主とした体質改善（本治）の大切さ，②できる限り早期に本治を開始することの大切さ，③乳児は治療展開が早いため適宜標治薬を変更すること，④乳児湿疹や乳児アトピー性皮膚炎は成人型アトピー性皮膚炎ほど複雑ではないため，比較的治療がスムーズにいくこと，などが主なものである。二宮先生の診療では，見事なほどにステロイド外用薬を使わずに，漢方薬と古典的外用薬を用いて治療されている。私からみると神業級の治療である。漢方処方の腕前が上がれば，このような治療が可能なのだと感動しながら陪席させていただいた。されど私のような凡人であっても，患者を詳細に観察し，ある程度の知識を得れば，乳児湿疹や乳児アトピー性皮膚炎の漢方治療はうまく進むことが多い。漢方治療によってステロイド外用薬を早期に減量でき，治癒した後も再発が少ない。そして患児も親も，治療者たる医師もみんな笑顔でハッピーエンドになることを日々経験している。

【文献】
1）二宮文乃. 図解・症例 アトピー性皮膚炎の漢方治療. 源草社，2008.
2）二宮文乃. 疾患別臨床シリーズ8 皮膚疾患漢方治療マニュアル. 現代出版プランニング，1998.
3）二宮文乃. 疾患別臨床シリーズ18 アトピー性皮膚炎の漢方診療マニュアル. 現代出版プランニング，1996.
4）桜井みち代. アトラス アトピー性皮膚炎の漢方療法. たにぐち書店，2015.
5）髙山宏世編. 腹証図解 漢方常用処方解説（新訂22版）. 日本漢方振興会 漢方三考塾，1997.

4 老人性皮膚瘙痒症

内海　康生　内海皮フ科医院（島根県松江市）

はじめに

　皮膚瘙痒症は搔破によって生じた搔破痕や紫斑以外に痒みの原因となるような皮膚病変がないのに痒みがある場合をいう。特に高齢者に発症したものは老人性皮膚瘙痒症と呼ばれている。皮膚瘙痒症は全身性皮膚瘙痒症と限局性皮膚瘙痒症に分類される。全身性皮膚瘙痒症は高齢者に多くみられ，皮膚の乾燥がその原因であることが多い。皮膚の乾燥は老人性乾皮症のように代謝機能が低下するために生じる場合と，種々の基礎疾患（腎不全・胆汁うっ滞性肝疾患・甲状腺機能異常や血液透析（腎透析）患者など）に伴う場合とがある。これらドライスキンに由来する痒みは一般に抗ヒスタミン薬が奏効しないことが多い[1]。

　アトピー性皮膚炎の項（p.11）でも解説をしたが，皮膚に表れている症状を改善することを標治，体質を改善することを本治といい，標治・本治を考慮した処方が老人性皮膚瘙痒症の治療においても重要である。

処方の選択

　老人性皮膚瘙痒症に用いる処方を**表**に示した。よく処方する標治の処方と本治の処方に分け，各々代表的な処方を記した。記載に際しては髙山の『腹

●27

表　老人性皮膚瘙痒症に対する処方

処方名		適応する症状	処方の特徴
標治	当帰飲子	ファーストチョイスの処方。貧血性で皮膚は枯燥。発疹・発赤・分泌物などのない瘙痒症。夜間特に痒みが激しい。	補血剤。表寒虚証。四物湯がベースの方剤。
	温清飲	血虚と血熱が同時にある病態に対する基本方剤。皮膚の色つやが悪く，渋紙色，のぼせ，神経症。	清熱剤。裏熱虚証。四物湯と黄連解毒湯の合方。
本治	八味地黄丸	腎虚[*1]。足腰が弱く冷え症の老人に多い。少腹不仁。	温裏補陽剤。裏寒虚証。
	真武湯	脾虚[*2]。少陰病の葛根湯と言われるくらい，新陳代謝の沈衰しているときによく用いられる。冷え症・身体が重い・めまい（立ちくらみ）・動悸・下痢・腹痛の傾向。	温裏補陽剤。裏寒虚証。
	桂枝茯苓丸	瘀血[*3]。舌はやや帯紫紅色で，舌下静脈の怒張がみられる。苔癬化皮疹。冷えのぼせ。小腹鞕満・瘀血の圧痛点。	駆瘀血剤。裏熱実証。

＊１．腎虚：加齢に伴って出現する種々の症状
＊２．脾虚：消化吸収力の衰えているもの
＊３．瘀血：血の停滞による微小部の循環障害
（以上，『入門漢方医学』[9]より引用）

証図解 漢方常用処方解説』[2]より一部引用した。

　標治の処方のファーストチョイスは当帰飲子[3]である。当帰飲子は四物湯をベースにしている。構成生薬の当帰や川芎の血液循環作用，防風の発汗促進作用，芍薬の鎮静作用は瘙痒に効果的で，本症治療の代表的漢方薬とされる[4]。補血剤なので表寒虚証の場合に処方すると有効である。

　温清飲[5]は皮膚の色つやが悪く，渋紙色の場合に用いる。清熱剤なので裏熱虚証の場合に処方すると有効である。四物湯と黄連解毒湯を合方した方剤である。

　これらの標治の処方を用いて，一時的に症状が改善しても再燃することが多い。再燃を防ぎ，治癒へ導くためには体質を改善する本治としての治療が必要となる。表に示した本治の３処方（八味地黄丸[6]，真武湯[7]，桂枝茯苓丸[8]）の適応する症状，処方の特徴をあげた。なお各処方の詳しい解説を記した論文を文献欄にあげておいた。

　図1にはチャートで処方の選択の流れを示した。まず皮疹の状態を診て標

CHART

図1　処方選択フローチャート

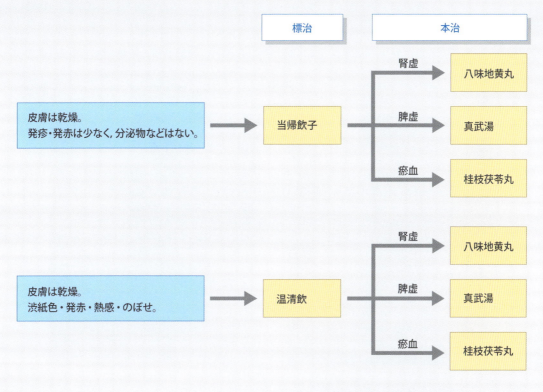

注1．八味地黄丸の証（腎陽虚）で浮腫傾向があり尿不利の著しい場合には牛車腎気丸，腎陰虚なら六味丸[4]。
注2．脾虚で胃腸が弱ければ，六君子湯。
注3．瘀血の程度が強ければ，桃核承気湯または通導散。

治の処方を選択し，それで無効か効果が不十分な場合には，腎虚・脾虚・瘀血のどれに当てはまるかを考えて本治の処方を選択する。なお注には本治で用いることのある他の処方も入れた。

症例1　当帰飲子が奏効した例

患者：79歳，男性。
現病歴：5年前から毎年，冬になると陰嚢が痒くなって当院にて治療を行っていた。2017年の秋には両下腿が痒くなり，わずかに紅斑を認め，抗アレルギー

薬の内服とステロイド外用薬の塗布にて軽快していた。2018年11月に同じ下腿の症状にて来院した。

治療経過：乾燥傾向が強いため，昨年の処方に加え当帰飲子7.5 g／日を7日分処方した。10日後に来院し，右下腿の皮疹と乾燥傾向は改善した（**図2**）。本人によると，昨年の処方よりよく効いたとのこと。当帰飲子のみ継続してもらった。

図2　症例1

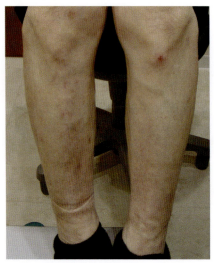

当帰飲子処方前。
両下腿の皮膚は乾燥し，右下腿では一部紅斑が認められた。

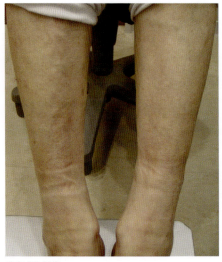

処方10日後。
両下腿の乾燥が改善し，右下腿の紅斑は消失した。

症例2　温清飲と真武湯の併用が奏効した例

患者：85歳，男性。

現病歴：7年前より当院で老人性皮膚瘙痒症の診断にて治療を行ってきた。毎年秋から冬の乾燥期にかけて体幹の皮膚が乾燥粗造となり茶褐色の紅斑が出現していた。今年も秋になって症状が出現した。

治療経過：抗アレルギー薬の内服に加え，漢方薬を処方した。皮膚の色つやが悪く，渋紙色であったため標治として温清飲5 g／日，下腹部の冷えを腹診で認めたため本治として真武湯を5 g／日を処方し，改善を認めている（**図3**）。

図3 症例2

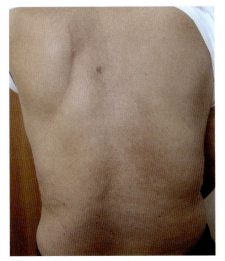

温清飲・真武湯処方前。
背部から腰部にかけて茶褐色調の紅斑を認めた。

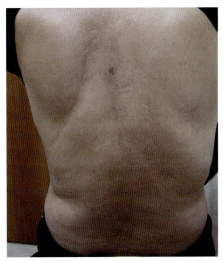

処方後3週間。
背部から腰部にかけての茶褐色調の紅斑は改善し，皮膚に潤いが出てきた。

処方時・処方後の注意点

　処方を選択する際には処方に対する固定したイメージを持たずに，臨機応変に対応するのがよいと思う。また処方の変更も流動的に行えばよい。

　標治に際しては皮疹をよく観察することが大切であるが，本治では外来診療の限られた時間の中でもできれば舌を診て，腹を触って，腎虚・脾虚・瘀血の情報を得るのが望ましい。

　本治の方法としては，ある程度標治で症状を抑えてから本治の処方に移っていく方法と，最初から標治・本治の処方を両方同時に用いる方法がある。私の場合は本治の処方がより標治を効果的にすると感じており，後者を行うようにしている。

　なお2剤併用の際には服用量が問題となるが，重なる生薬（甘草など）の量が多くなる場合は各処方量を減らすようにしている。また皮膚症状がないかわずかの場合は本治の処方だけでも有効なことがあるので，最初から本治の処方をしてもよい。

　効果判定は早くて2〜4週間くらいで可能である。効果がないときは他剤に変更する。皮疹が改善すれば次第に標治の処方を減らし，本治の処方を主体にしていく。また本治が奏効すると他の症状の改善を認めることが多い。

老人性皮膚瘙痒症

例えば八味地黄丸の場合では腰痛が改善し，真武湯では胃腸の調子がよくなり，桂枝茯苓丸では手足の冷えが取れるなどを経験する。それらの症状の改善に気をつければ処方が合っているかどうかの参考になる。

【文献】
1）高森健二．最新皮膚科学体系 特別巻1．新生児・小児・高齢者の皮膚疾患 皮膚瘙痒症．中山書店，p.260.
2）高山宏世．腹証図解 漢方常用処方解説（第52版）．日本漢方振興会漢方三考塾，2012
3）小林裕美．特集 各診療科における漢方医学からみたアンチエイジング．漢方と最新治療．2009, 18（1），p.37-43.
4）檜垣修一・諸橋正昭．最新皮膚科学体系2 皮膚科治療学皮膚科救急 全身療法 漢方薬．中山書店，p.149
5）秋葉哲生．個を重視した高齢者医療に果たす漢方の役割 ファーストラインの漢方はどこまで可能か 第37回，17.蕁麻疹・かゆみ．Geriatric Medicine．2017, 55（8），p.941.
6）大塚敬節．症候による漢方診療の実際 第5版．南山堂，p.689.
7）大塚敬節．症候による漢方診療の実際 第5版．南山堂，p.704.
8）清水忠道．高齢者と皮膚疾患（乾燥肌，皮膚瘙痒症）．漢方医学．2012, 36（4），p.28-29.
9）社団法人 日本東洋医学会 学術教育委員会，入門漢方医学．2002

5 蕁麻疹

森原　潔 もりはら皮ふ科クリニック（大阪府吹田市）

蕁麻疹と漢方

　蕁麻疹とはありふれた皮膚疾患のひとつで，蚊にかまれたような盛り上がった皮疹を特徴とする。これは膨疹と呼ばれ，通常は一過性で痒みを伴う。蕁麻疹の病態は肥満細胞から放出されたヒスタミンが主に担っており，血管透過性を亢進させ膨疹を誘導する一方，知覚神経を刺激して瘙痒を惹起させる。そのため蕁麻疹の治療はもっぱら抗ヒスタミン薬が使われるが，十分な効果が得られないことがある上，温熱刺激など避けられない要因が発症の誘因となることがあるため，意外と難渋することが多い。そのときこそ漢方の出番といえるだろう。

蕁麻疹の漢方治療の基本 —— 麻黄剤で攻めてみる

　葛根湯は，かぜの引き始めに用いられることが多いが，蕁麻疹にも効果があることはあまり知られていない。しかし葛根湯には蕁麻疹がしっかり保険適用とされており，味もよく副作用もほとんどないため，漢方の初学者には使ってみてほしい方剤である。しばしば感冒様症状に伴って蕁麻疹が出てくる症例に遭遇するが，そういった場合はかぜも治せるため，本剤はさらによい適応となるだろう。

作用機序としては，構成生薬である麻黄によるものが多いと考えている。皮膚科領域の研究ではないものの，麻黄には肥満細胞からヒスタミンが放出されるのを抑制する作用があることが報告されている[1]。麻黄を含む方剤は麻黄剤と呼ばれ，葛根湯以外にも多数あるが，それらは蕁麻疹に一様に有用であるかもしれない。麻黄剤にはヒスタミンが介在して起こるアレルギー性鼻炎に有効な方剤が多いが，これも同様の機序で鼻炎の改善に効果を発揮するものと思われる。

温熱刺激で起こる場合

　温熱刺激により誘発される蕁麻疹は温熱蕁麻疹と呼ばれている。このタイプは日常診察することが多く，温熱刺激で悪化するという点に対して西洋医学は対処するすべがないが，漢方では清熱剤という身体を冷やす方剤がいくつか存在している。

　白虎加人参湯は構成生薬に石膏をもち，最も強力な清熱剤とされ，温熱蕁麻疹によい適応となる。味はわずかに甘い。本剤の清熱作用は内服後1時間程度で発揮されることが報告されており[2]，入浴や運動などで体温が上がることがあらかじめわかっている場合は，その1時間前に服用すると，よい結果を生むかもしれない（**症例1**）。

　白虎加人参湯と同じ清熱剤に分類されている黄連解毒湯は，どちらかというと乾癬や痒疹など浸潤をふれるような皮膚疾患に有効で，皮下での炎症細胞の浸潤が少ない蕁麻疹などには効果は薄い印象である。

　麻黄剤が蕁麻疹に効果を得やすいことは先に述べたが，石膏を含む麻黄剤のひとつである越婢加朮湯も温熱蕁麻疹によいと思う（**症例2**）。ただし白虎加人参湯より石膏の量が少ないため，清熱作用が劣ることに注意する。

症例1	白虎加人参湯が著効した例

患者：75歳，男性。温熱蕁麻疹。

現病歴：オロパタジン塩酸塩が一定の効果を示したものの入浴後や食後に蕁麻疹が出ることが多かった。

治療経過：白虎加人参湯を内服したところ，約1カ月で温熱刺激による蕁麻疹が軽減された（**図1**）。

図1 症例1

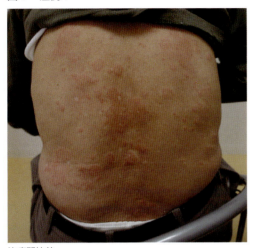

治療開始前

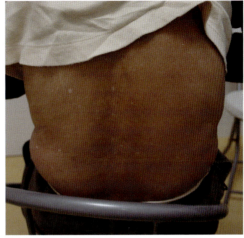

白虎加人参湯服用1カ月後

| 症例2 | 越婢加朮湯が著効した例 |

患者：33歳，女性，温熱蕁麻疹。

現病歴：フェキソフェナジン塩酸塩・ベタメタゾン内服を処方されていたが軽快しなかった。

治療経過：上記の西洋薬に越婢加朮湯を追加した。図2の中の青ラインが蕁麻疹のあった時間を示す。当初は効果がはっきりしなかったが4カ月後では，完全ではないものの症状がかなり抑えられていることがわかる。

図2 症例2

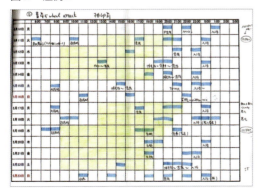

青いラインは蕁麻疹があった時間

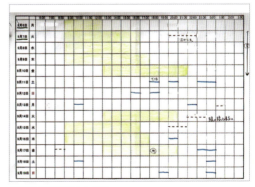

越婢加朮湯追加4カ月後

寒冷刺激で起こる場合

温熱蕁麻疹ほど遭遇する機会は多くないが，寒冷刺激が蕁麻疹を誘発する寒冷蕁麻疹にも漢方は有効である。麻黄附子細辛湯は麻黄を含み，附子と細辛には身体を温める効果があるため，よい適応となる。

血管性浮腫（クインケ浮腫）の場合

蕁麻疹の特殊なタイプとして血管性浮腫もしばしば日常で診ることがあると思う。通常の蕁麻疹にみられる膨疹はなく，眼瞼周囲や口唇周囲に浮腫が出現してくるのが一般的である。痒みや痛みは通常ないが，外見に影響するためしばしば問題となる。抗ヒスタミン剤が無効な例は少なからずあり，これも漢方が良い適応になる。麻黄剤も良いが，このタイプには五苓散を第一選択としたい。五苓散は体内の水の流れが滞った状態（漢方では水滞と呼ばれる）を正常化させる利水剤の基本処方である。血管性浮腫の病態は血管の透過性亢進により浮腫を呈するものであるが，まさにこれは漢方でいうところの水滞と考えられる。やや甘く飲みやすいうえ副作用もあまりないが，麻黄剤より速効性に欠ける印象であり，2〜3カ月と長めに服用させることで良い結果につながることが多い（**症例3**）。

症例3	五苓散が著効した例

患者：68歳，女性。クインケ浮腫。
現病歴：エピナスチン塩酸塩・トラネキサム酸を内服したが軽快しなかった。
治療経過：五苓散の服用を開始したところ，3カ月後には上口唇の浮腫は残るものの改善がみられた（**図3**）。

精神的な要因で起こる場合 —— 理気剤

精神的ストレスが誘因になる蕁麻疹や，逆にストレスから解放されリラックスした瞬間から発症してくる蕁麻疹もよくみられる。そのタイプには気の

図3 症例3

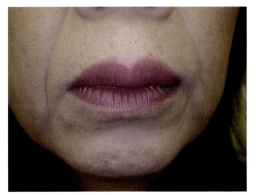
漢方治療開始前

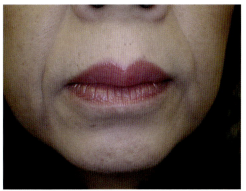
五苓散内服3カ月後

流れを改善する理気剤を用いるとよい場合がある。理気剤には柴胡を構成生薬に含む方剤が多く，イライラを改善し鎮静作用のある抑肝散や柴胡加竜骨牡蛎湯などが頻用される。厳密な使い分けは蕁麻疹治療の本旨から外れるため，ここでの詳細は差し控える。

実際の治療 ── 漢方の効果を見逃さないこと

処方選択のフローチャートを図4に示す。

蕁麻疹治療の初手としては，その病態から考えて抗ヒスタミン薬を選択するべきで，漢方はそれで十分な効果が得られない場合に使うのがよいと思う。ただしその場合の漢方の効果判定は1カ月以上の服用をした後としたい。効果を患者が実感するのに一定の時間は必要だろうし，抗ヒスタミン薬が効かない蕁麻疹というのは，やはり漢方でも治療に難渋することが多いからである。

入浴などの温熱刺激は人間が生活していく以上どうしても必要で，それが原因の場合はいくら清熱剤を服用させても蕁麻疹はやはり起こってしまうものである。そのため漢方はしばしば効果を期待した医師や患者を幻滅させるが，症例1のように患者に蕁麻疹が発症したときの様子を記録してもらうことで，その効果がようやく明確になる場合もある。蕁麻疹に漢方を用いるときに最も大切なことは，処方後の再診でのていねいな問診であり，蕁麻疹の発症頻度が減っているか，皮疹の程度が軽度になっているかなどを十分聞き出し，漢方の効果を見逃さないことである。

CHART

図4　処方選択フローチャート

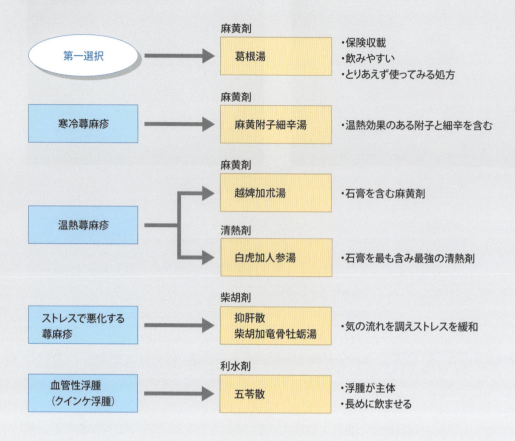

【文献】
1) Saito SY et al. Ephedrae herba in Mao-Bushi-Saishin-To inhibits IgE-mediated histamine release and increases cAMP content in RBL-2H3 cells. J Pharmacol Sci. 95：41-6. 2004
2) 夏秋優. 白虎加人参湯のアトピー性皮膚炎患者に対する臨床効果の検討. 日本東洋医学雑誌. 2008, 59, p.483-489.

6 酒皶

田邊　惠美子　旭町診療所（千葉県千葉市）

はじめに

　慢性炎症性皮膚疾患である酒皶は，体質的な要素の強い疾患であり，一般に長期にわたる治療を要する。抗生物質内服を中心とする西洋医学的なアプローチが有効であるが，慢性期の治療においては，抗生物質等による副作用の危険性を避ける意味でも，漢方処方が有用である。酒皶そのものが，皮膚局所の瘀血の現れと考えられ，酒皶治療においては漢方治療の重要性が高い。

疾患の特徴と漢方治療の位置づけ

　酒皶は，一般に中高年女性に多く，顔面正中を中心に潮紅，毛細血管拡張といった「赤ら顔」に加え，丘疹，ときに膿疱を伴う。皮疹から，1. 紅斑毛細血管拡張型，2. 丘疹膿疱型，3. 鼻瘤などの腫瘤型の3型に分けられ，長い年月を経て1，2，3と進行していく。合併症である4. 眼型と合わせて4型に分類されるが，1人の患者に複数の型が合併することもある[1]。

　酒皶は，主として顔面の毛包を中心とする慢性炎症性疾患であるが，温熱・日光照射・飲酒などにより症状が悪化することが知られており，毛包虫やヘリコバクター・ピロリ菌の関与なども議論されてきた。自然免疫受容体・Toll 様受容体2（TLR 2）は細菌だけでなく，広く外界の変化を認知す

● 39

るとされるが，最近 Yamasaki らは，酒皶皮膚では TLR 2 の発現が増加し，外界の刺激に対する感受性が高まり，カセリサイディンとカリクレイン 5 を表皮角化細胞に誘導し，この共発現が皮膚炎症を誘導するとし，酒皶病態の一部は自然免疫応答の異常により説明できるとした[2,3]。

紅斑毛細血管拡張型の場合は，遮光を中心とする増悪因子の回避が主体となり，血管拡張については，IPL ないし色素レーザーが有効なこともある。持続性の強い浮腫性紅斑を呈するものや丘疹膿疱型など炎症を伴うものでは，まず，テトラサイクリン，マクロライド系抗生物質内服を開始する。通常数週間〜1，2カ月間の内服で皮疹はほぼ半減するので，その後は，症状の程度に応じ，半年〜1，2年間の少量内服ないし少量間歇内服を続ける。テトラサイクリンは血管新生，好中球遊走阻害作用や炎症性サイトカイン，MMP- 9 を抑制することにより酒皶に有効であるとされてきたが，Yamasaki らは，その蛋白分解酵素阻害作用によりカリクレイン 5 の作用抑制に働き，酒皶に関わる自然免疫機構の異常を改善する可能性を示唆している[4]。

テトラサイクリンないしマクロライド系薬剤は，初期の潮紅や鼻瘤以外の皮疹には通常すみやかに効果を現すが，減量していき，中止するとしばしば再燃する。内服が長期間に及ぶと耐性菌の問題などが生じる。米国では2006年に，抗菌濃度以下の低用量のドキシサイクリン徐放カプセル製剤が酒皶の治療薬として FDA に認可され，有効性・安全性が示されたが，本邦では医薬品として採用されていない。外用としてメトロニダゾール・アゼライン酸が有用とされているが，本邦では前者は自家製剤，後者は化粧品を使用するしかない。

外見上目立つ部位の皮疹であり，QOL が長期間にわたり阻害されている患者が多いので，重症例では早期に治療効果が得られるテトラサイクリンなどの抗生物質治療でスタートすることが多いが，耐性菌出現を招く可能性が避けられない。したがって，実際の治療現場では，当初の強い炎症が落ち着き，抗生物質を減量し始める頃から漢方薬を併用し，早めの抗生物質減量を図る。

私自身は漢方治療の専門家ではないが，約20年前に三田哲郎先生（三田皮フ科クリニック）に慢性皮膚疾患の漢方治療につき教えていただく機会があり，その後種々の皮膚疾患に応用しているが，中でも，中年以降の女性の酒皶には有用である。

代表的漢方治療とその特徴

　酒皶は漢方でいう「瘀血」の状態と考えられ，駆瘀血剤を使用する。瘀血については，本書5頁にも詳しく述べられているので，参照されたい。

　漢方では，五臓六腑から成る人体を気・血・水が巡って，恒常性を維持していると考えられている。このうち，局所の血流の滞りにもたらされる証が瘀血であり，ミクロでも微小循環障害と考えられており，冷えのぼせ・顔面潮紅・四肢の冷え・抑うつ感・腹部膨満・便秘・血管拡張・酒皶・静脈うっ血・月経異常・肩こりなどの徴候を認める。瘀血の改善薬を駆瘀血剤と呼ぶ。

　駆瘀血剤を選択するにあたり，酒皶のように顔面に皮疹をみるものは，皮膚局所の瘀血と考え，加味逍遙散・桂枝茯苓丸・温経湯を単独あるいは合方で使用する。皮膚科専門医として多数の症例の経験をお持ちの三田先生の提唱される顔面の皮疹部位による駆瘀血剤の選択は，簡便であり，しかも，有効性が大変高い[5]（図1・2，表）。

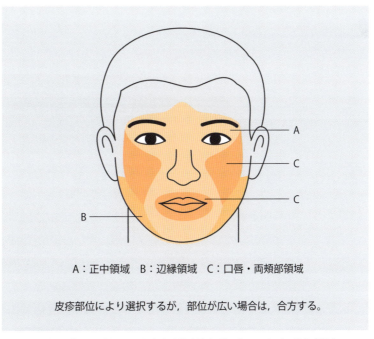

図1　酒皶治療における顔面の皮疹部位による処方選択

A：正中領域　B：辺縁領域　C：口唇・両頬部領域

皮疹部位により選択するが，部位が広い場合は，合方する。

三田哲郎著『エキス剤を用いた皮膚病漢方診療 第3版—アトピー性皮膚炎と慢性皮膚疾患の漢方治療』より。

CHART

図2 処方選択フローチャート

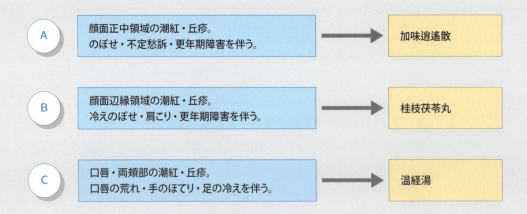

表 酒皶治療に用いる代表的処方

処方名	部位
加味逍遙散	顔面正中領域（眼および眉毛周囲・鼻・鼻唇溝・口囲・正中頸部）
桂枝茯苓丸	顔面辺縁領域（下顎角・側頸部）
温経湯	口唇・両頬部

三田哲郎著『エキス剤を用いた皮膚病漢方診療 第3版―アトピー性皮膚炎と慢性皮膚疾患の漢方治療』より引用。

注意点・効果判定のポイント

　効果判定は，服用開始後，数週間〜1カ月の皮疹の状態で判断する。テトラサイクリンなどの抗生物質を減量しながら併用することが多いので，実際には，抗生物質減量が順調になされているかどうかで判断する。顔面の皮膚症状だけでなく，便通や手足の冷え，睡眠の状態などについても問診する。酒皶の患者は更年期の女性患者が主であり，駆瘀血剤を用いることにより，便通・肩こり・肩の痛みなどが改善し，全体の体調がよくなったとして，継続処方を希望する患者が多い。一般的には漢方処方のみの場合，効果発現に

時間がかかることが多いが，以下に紹介する例のように，早期に著効する例もあるので，更年期の女性で，特に抗生物質内服にためらいがある患者ではぜひ試してみるとよい。

| 症例 | 加味逍遙散が奏効した例 |

患者：56歳，女性。

現病歴：数年前から顔面の潮紅，ほてりが続く。数年前に数カ月間ステロイド外用治療を受けたが改善しなかった。

図3

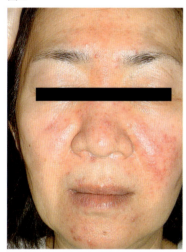

治療開始時

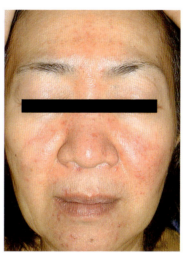

治療2週間後

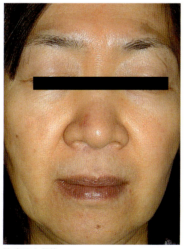

治療5カ月後

所見：初診時，両側鼻唇溝部を中心とする頬部・鼻根部・眉間周囲に境界不明瞭な毛細血管拡張性浮腫性紅斑があり，その中に粟粒大程度の紅色丘疹が混在していた。オトガイにも毛孔一致性に紅色丘疹，一部膿疱が散在しており，紅斑毛細血管拡張型から丘疹膿疱型へ進行している状態であった。

治療経過：顔面中央の皮疹が主体であったので，加味逍遙散とビタミンB_2内服とし，メトロニダゾール軟膏外用で治療を始めた。2週間後には紅斑・浮腫・丘疹とも軽減し，数カ月の経過で浮腫・丘疹はほとんど目立たなくなったが，その後も，内服は継続している（**図3**）。

おわりに

　私のごとき，漢方処方に不慣れな医師にとり，三田先生の顔面図は長年重宝している。酒皶が最もよい適応であるが，痤瘡，酒皶様皮膚炎などでも顔面の皮疹が強い方には，この顔面皮疹部位による処方選択が応用できる。

【文献】

1) Wilkin J, Dahl M, Detmar M, et al. Standard grading system for rosacea：report of the National Rosacea Society Expert Committee on the classification and staging of rosacea. J Am Acad Dermatol. 2004, 50, p.907-912.

2) Yamasaki K, Di Nardo A, Bardan A, et al. Increased serine protease activity and cathelicidin promotes skin inflammation in rosacea. Nat Med. 2007, 13（8），p.975-980.

3) Yamasaki K, Kanada K, Macleod DT, et al. TLR2 expression is increased in rosacea and stimulates enhanced serine protease production by keratinocytes. J Invest Dermatol. 2011, 131（3），p.688-697.

4) Yamasaki K, Gallo RL. The molecular pathology of rosacea. J Dermatol Sci. 2009, 55, p.77-81.

5) 三田哲郎．エキス剤を用いた皮膚病漢方診療 第3版―アトピー性皮膚炎と慢性皮膚疾患の漢方治療―．医歯薬出版株式会社，東京，2008, p.196-198.

7 乾癬

森原 潔 もりはら皮ふ科クリニック（大阪府吹田市）

乾癬と漢方

　乾癬は慢性の経過をとる難治性皮膚疾患の1つである。厚い鱗屑（フケ）にやや肥厚した紅斑を典型とし，瘙痒を伴う。西洋医学的な治療だけでは軽快しない例も多いため，必然的に漢方を併用するケースが多いと考える。しかしながら，乾癬に対する漢方の有用性を検討した文献は，症例報告こそ多いがエビデンスレベルを有するほどの研究は少なく，漢方医学的にみても乾癬が難治であることを物語っている。私なりの乾癬への治療戦略を以下に示す。

瘀血から攻める

　肥厚した鱗屑や紅斑は，漢方医学的に瘀血（おけつ）が関与するとされている。瘀血を西洋医学的にいうところの血液循環不全と単純に考えてしまうと，乾癬になぜ瘀血が関与するのか西洋医学のみを学んできた医師には理解できないだろう。瘀血は，循環不全に至らしめる高脂血症，糖尿病などの疾患はもとより，肥満や運動不足など未病の状態をも含めた，いわゆるメタボリックシンドロームの概念に近いものだと思われる。近年，乾癬の発症にメタボリックシンドロームが密接に関与することが明らかにされたが[1]，これをふまえると，乾癬と瘀血の関連を理解しやすくなるだろう。

● 45

したがって，瘀血を治す駆瘀血剤は乾癬治療薬の１つとなりうる。メタボリックシンドロームを伴う患者には積極的に用いていくとよい。駆瘀血剤の代表的方剤は桂枝茯苓丸である。便秘を伴う症例には桃核承気湯もよい（症例１）。肥満がある場合は防風通聖散も候補となるだろう。ただし駆瘀血剤は効果発現まで時間がかかる印象がある。じっくり腰を落ち着けた治療を心がけたい。

熱から攻める

漢方には寒熱という重要な概念がある。その説明は誌面の都合上，詳細は記載しないが，身体が熱くなることで悪化する病態を概ね「熱」ととらえてよい。通常，紅斑は温熱刺激で悪化するため熱の病態であり，乾癬でみられる紅斑も熱が関与すると考えられる。したがって熱を冷ます清熱剤は，乾癬治療の足がかりとなる。一般的には清熱剤は暑がり（熱証）の者に用いられ，その代表的方剤は黄連解毒湯である（症例２）。紅斑が目立つ乾癬患者に用いるとよい。黄連解毒湯は，乾癬の病態として近年注目されているTNF-αの過剰な産生を抑制することも明らかになっている[2]。乾燥傾向がある場合には温清飲，便秘がある場合には三黄瀉心湯も候補となる。白虎加人参湯も代表的な清熱剤ではあるが，蕁麻疹のように浮腫状の紅斑を主とする疾患に頻用され，乾癬のような肥厚した紅斑を特徴とする疾患にはあまり用いられない。実際に乾癬に有用であった報告は少ないようである。清熱剤は体を冷やすため，冷え症には用いてはいけないとされているが，エキス剤であれば慎重投与程度と考えて処方しても問題にならないことが多い。

西洋医学的に攻める

乾癬に対する西洋医学的な治療の柱はステロイドである。漢方の方剤にはステロイド様作用を有するものがいくつかあるが，ここでは柴苓湯を紹介したい。柴苓湯はステロイド様作用の軸を担う小柴胡湯と，利水作用のある五苓散との合剤である。柴苓湯はネフローゼ症候群や抗リン脂質抗体症候群などステロイドが必要な疾患への有効例が多く，乾癬においても，ランダム化比較試験による有効性のエビデンスが担保された唯一の方剤である[3]。本研究では，証（体質）に関わらず柴苓湯を処方し，乾癬への有用性を明らか

CHART

図1 処方選択フローチャート

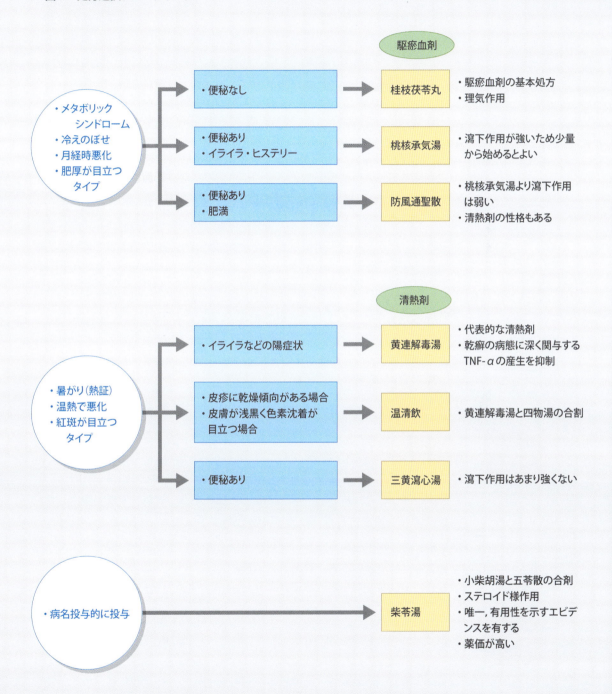

乾癬 47

にしており，筆者も実際に有効例を経験している（症例3）。したがって柴苓湯は漢方の知識がなくても使いやすい方剤といえるが，小柴胡湯を含むため間質性肺炎などの副作用に注意する。柴苓湯を構成する生薬の1つである朮に，蒼朮と白朮を使うメーカーが存在するが，蒼朮の方が皮膚などの外胚葉系の疾患に有用であるとされており，処方選択に気を遣うべきとの意見もある[4]。また本剤は薬価が高く，成人量を1カ月処方した場合，3割負担で5千円弱の費用がかかるため，漫然とした長期処方は避けるべきである。

実際の治療

処方選択のフローチャートを**図1**に示した。先述の通り乾癬は難治性疾患である。単剤で有効でない場合は，駆瘀血剤と清熱剤の併用といったように複数の方剤を組み合わせて治療に当たるとよいだろう。治療効果の判定は2〜4週後に行う。駆瘀血剤単独での加療の場合は2〜3カ月とやや長くみている。皮疹に変化がなくても，体調が良くなったなど何かしらの改善があった場合は，処方を継続してみると良い結果につながる。議論はあるだろうが，皮膚科専門医の立場からいえば，乾癬には漢方単独治療よりステロイド外用薬や高濃度ビタミンD_3外用薬などの西洋医学的標準治療をも組み合わせたハイブリッドな治療がよいと思う。

症例1　桃核承気湯が奏効した例

33歳，男性。身長173cm，体重96kgと肥満がある。暑がりで便秘傾向。西洋医学的な外用療法を行ったが，十分なコントロールが得られない状態であった。外用はそのままとし，桃核承気湯を処方したところ，便通もよくなり約3カ月で皮疹の改善が得られた（**図2**）。

症例2　黄連解毒湯が奏効した例

38歳，男性。中肉中背，易怒性で暑がりである。二便正常。外用療法で治療したが不十分であり，黄連解毒湯を投与したところ2カ月で紅斑が改善した（**図3**）。

図2 症例1

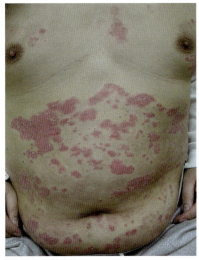
桃核承気湯処方前

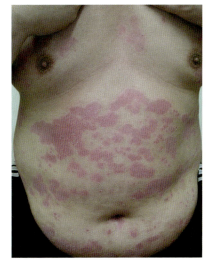
処方後3カ月

図3 症例2

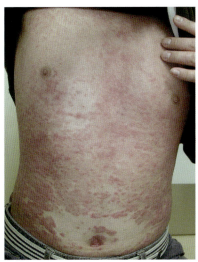
黄連解毒湯処方前

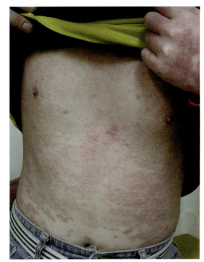
処方後2カ月

症例3　柴苓湯が奏効した例

　45歳，女性。中肉中背。二便正常である。ステロイド外用薬の使用に拒否感があるため外用は白色ワセリンのみとした。柴苓湯を投与したところ，約2カ月で紅斑・鱗屑・肥厚，すべてにおいて著明に改善した。軽快したため本剤を中止したところ，約1カ月後に皮疹が再び悪化してきた（図4）。

図4　症例3

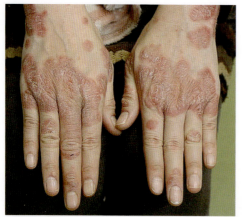

柴苓湯処方前

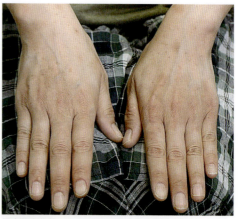

処方後2カ月

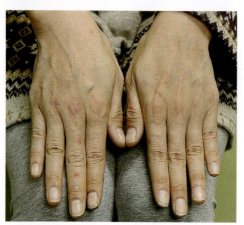

服用中止後1カ月

【文献】
1）Gisondi P, et al. Metabolic comorbidities and psoriasis. Acta Croat. 2010, 18（4）, p.297-304.
2）Tatsumi T, et al. Immunopharmacological properties of Oren-gedoku-to（a Kampo medicine, Huang-Lian-Jie-Du-Tang） on contact hypersensitivity reaction in mice. J. Trad. Med. 2002, 19, p.21-27.
3）久木田淳ほか．乾癬のステロイド外用療法におけるTJ-114（柴苓湯）の併用効果の検討．臨床医薬．1991, 7（4）, p.927-936.
4）假野隆司ほか．抗カルジオリピン抗体陽性不育症に対する蒼朮柴苓湯ならびに白朮柴苓湯の随証療法による抗カルジオリピン抗体量低下作用．新薬と臨牀．2009, 58（1）, p.125-130.

8 掌蹠膿疱症

柳原　茂人　近畿大学医学部皮膚科学教室（大阪府大阪狭山市）

疾患の特徴と漢方治療の位置づけ

　　掌蹠膿疱症は手掌足底を好発部位とし，無菌性の膿疱を慢性に繰り返す難治性の皮膚炎症性疾患である。ときに骨関節症状を呈し SAPHO 症候群の皮膚症状として現れたり，膿疱性乾癬の限局型と考えられたりする。一般に40〜50代の女性に好発し，そのうち喫煙者が多いとされている[1]。慢性扁桃腺炎などの病巣感染（10〜40%）[1,2]や，金属アレルギー（合併率50%前後）[3]との関連もいわれているが，それらを根拠に治療しても，いったん軽快するも再発する患者も多くみられ，病因に迫る一定の見解は得られていない。その中で，近年，掌蹠膿疱症の水疱内容にエクリン汗腺由来抗菌ペプチドの dermcidin, hCAP-18/ LL-37が見出され，表皮内汗管が初期病変形成の場であることが示されたり[4]，活性化し表皮内に侵入した T 細胞により活性化された表皮角化細胞の産生する IL-8をはじめとしたサイトカインにより好中球が小水疱内に誘導されるといったストーリー[5]が病態として構築されつつあることに注目してゆきたい疾患である。

　　治療に関してはここ20年来大きな変化がなく，禁煙指導，病巣感染の対処（歯科治療，扁桃摘出や抗生物質内服），金属アレルギーの検索（パッチテスト）→歯科金属の除去や金属を多く含む食品（コーヒーやナッツ類）の多量摂取を避けることなどの指導のもと，ステロイド軟膏外用で炎症を抑制し，サリチル酸ワセリンや尿素軟膏により角層が剥がれることを予防，活性化

● 51

ビタミンＤ軟膏で角化を抑制し，紫外線療法や短期間のビタミンＡ誘導体内服治療，さらに保険適用外だがビオチン療法も試されている。最近になって，生物学的製剤の適応が取れたものもある。関節症合併や重症例についてはシクロスポリンやメトトレキサートを使用することもある。

治療が確立していない難治性の皮膚疾患であるがゆえに，漢方治療の余地が十分にある。しかしエキス製剤の漢方治療単独では効果が弱い印象があり，筆者は標準的治療と組み合わせて使用することとしている。

代表的漢方治療とその特徴

掌蹠膿疱症に対して使用する漢方薬は必ずしも一定しない。橋本の治療報告のまとめ[6]によれば，十味敗毒湯・温清飲・黄連解毒湯がよく使用されているようである（表）。

病態を踏まえた漢方治療において，筆者は山本巌の考えを参考にすることがある[7]。掌蹠膿疱症は，手掌足底に小水疱が生じ，皮膚感染症ではないが好中球が角層へ向けて遊走し膿疱を形成，また著明な角質肥厚が認められるところから，乾癬や膿疱性乾癬，膿皮症の病態に対する山本流漢方治療を参考にしている。

膿疱性疾患に対しては初期なら十味敗毒湯を使用する。十味敗毒湯は江戸時代の漢蘭折衷医，華岡青洲が創方した処方である。毛嚢性化膿性疾患の初期に対し，排膿薬・発汗薬を中心とした処方で膿瘍を作る前に炎症を消散させる治療法として開発され，浅田宗伯によって広く皮膚疾患に応用された。脂漏性皮膚炎・アトピー性皮膚炎・接触皮膚炎・痤瘡・汗疱状白癬・掌蹠膿疱症・膿疱性乾癬など広く応用されている[8]。

最盛期には排膿作用のある桔梗の作用を前面に，排膿散及湯を検討する。角化亢進に対しては瘀血ととらえられるので駆瘀血剤として，桃核承気湯や温経湯をベースに考える。前者は瀉下性の消炎駆瘀血剤で，難治性炎症性皮膚疾患には多用される。後者は手掌煩熱をひとつの証として使用される方剤であるが，麦門冬湯ベースの駆瘀血，温裏剤と考えれば目標が見えてくる。

扁桃病巣感染の徴候がみられたら，急性期は小柴胡湯加桔梗石膏，慢性期には一貫堂解毒証として荊芥連翹湯を併用する。この方剤はいわゆる腺病体質改善目的，耳・鼻・咽喉～肺の慢性化膿性炎症に使用されてきた処方で，皮膚科では尋常性痤瘡や慢性膿皮症などの慢性化膿性疾患やアトピー性皮膚炎などの慢性炎症性皮膚疾患にも応用されている。

関節症状をきたした場合，清熱しながら関節の水毒を祛す越婢加朮湯を基本に，疼痛の部位で処方を変更する。関節痛も慢性化すると瘀血が絡むので，疎経活血湯などの補血利水できる止痛薬を検討する。

　その他，徹底した禁煙指導はもちろんのこと，コーヒーやチョコレート，ナッツ類の多量摂取は控えた食生活指導を行うことも漢方医としての務めであると教えられてきた。また，川茂らは，パニック障害と掌蹠膿疱症を合併した症例に対して黄連解毒湯を処方したところ両方の疾患が軽快した例を報告し，心身両面の治療ができる漢方医学の有効性を指摘している[9]。一方，石束らは，四逆散加減が奏効する掌蹠膿疱症の症例が多いと述べ，それらには胆鬱による隔の出入不利があり，それによって肌に湿熱を生じ，皮膚に小膿疱が生じると弁証している[10]。

　筆者は基本的に漢方薬は全ての患者に適応があると考えており，皮膚症状を標的にする標治薬と体質改善あるいは西洋薬の有効性を上げる体づくりの目的で使用する本治薬の2本立てで行う場合が多い。文献6より引用した表によれば，黄連解毒湯と温清飲の有効性が比較的高いと思われる。これら

表　漢方薬による掌蹠膿疱症の治療報告のまとめ

報告者	漢方薬	症例数	やや有効以上
大沢ら	温清飲，温清飲＋桂枝茯苓丸，桂枝茯苓丸	4	75%
高田ら	黄連解毒湯＋温清飲，黄連解毒湯＋四物湯，温清飲	15	86.7%
岡部ら	消風散，桂枝茯苓丸，十味敗毒湯	11	63.6%
藤本ら	温清飲＋小柴胡湯	13	84.6%
武田ら	温清飲，温清飲＋桂枝茯苓丸	10	60%
四本	十味敗毒湯＋α，加味逍遥散＋α	5	有効以上3例
二宮	十味敗毒湯主体，桂枝茯苓丸，桃核承気湯，三物黄芩湯併用	33	90%
林ら	三物黄芩湯	88	71.8%
渡辺ら	黄連解毒湯	49	69%
河合	温清飲	1	著効
林ら	黄連解毒湯＋ミノサイクリン	24	有効以上22例
大熊	黄連解毒湯，桂枝茯苓丸，十味敗毒湯，消風散	12	83.3%
橋本ら	温清飲	97	84.5%

橋本喜夫による[6]

CHART

図1　処方選択フローチャート

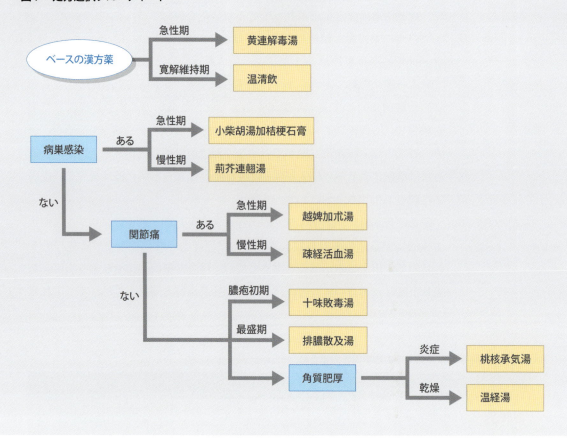

をそれぞれ急性期と完解維持期にベース薬として用いた上で，本書のフォーマットに従ってフローチャート形式で表記した方剤を上乗せする方法を，図1のように提案したい。

注意点・効果判定のポイント

　掌蹠膿疱症の鑑別診断として，手湿疹（進行性指掌角皮症）・異汗性湿疹・接触皮膚炎・皮膚浅在性真菌感染症があがる。適宜真菌検鏡で真菌感染症を否定し，接触皮膚炎となるアレルゲンや刺激物の検索を怠らず，臨床像が少しでも典型像と異なれば皮膚生検でkogojの海綿状膿疱を確認しておく必要がある。

　また，very strong以上のランクのステロイド外用薬を長期に連用するため，局所の易感染状態や，皮膚の菲薄化に注意する。

| 症例 | 越婢加朮湯が奏効した例 |

患者：51歳，女性。

現病歴：5，6年前から両手掌足底に小水疱，膿疱が出没するようになった。胸鎖関節痛あり。近医で紫外線照射療法を受け，新生皮疹は軽快傾向だが完全にはコントロールできなかったので当科紹介となった（図2）。

治療経過：近医で施行した光線療法，ステロイド外用療法は続けたまま，漢方薬を追加した。胸鎖関節痛に対して越婢加朮湯エキス5g/日を約4カ月継続，疼痛は皮疹とともに軽快傾向である（図3）。

図2
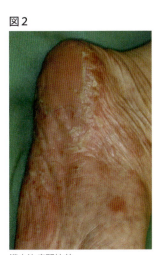
漢方治療開始前

図3
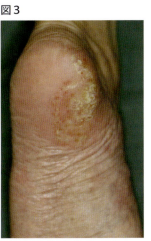
越婢加朮湯服用開始4カ月後

【文献】
1）照井正．掌蹠膿疱症．最新皮膚科学大系 6巻．1版，2002，東京，中山書店，p.226-231.
2）Akiyama T, Seishima M, Watanabe H, Nakatani A, Mori S, Kitajima Y：The Relationships of Onset and Exacerbation of Pustulosis Palmaris et Plantaris to Smoking and Focal Infection, J Dermatol. 1995, 22, p.930-934.
3）中山秀夫，国本法雄，原田玲子，戸田道子．金属アレルギーの観点から検討した掌蹠膿疱症（第2報）．日皮会誌．1976，86，p.703-706.
4）Murakami M et al．Acrosyringium is the main site of the vesicle/pustule formation in palmoplantar pustulosis. J Invest Dermatol, 2010, 130（8），p.2010-2016.
5）Ozawa M et al．Localization of IL-8 and complement components in lesional skin of psoriasis vulgaris and pustulosis palmaris et plantaris. Dermatology. 2005, 211, p.249-255.
6）橋本喜夫．掌蹠膿疱症．MB derma，1998，11，p.57-64.
7）坂東正造．膿皮症．病名漢方治療の実際 山本巌の漢方医学と構造主義 第1版．2004，京都市，メディカルユーコン，p.385-389.
8）山本巌 十味敗毒湯を語る＜上＞．THE KAMPO，1986，3，p.94-103.
9）川茂聖哉ら．パニック障害と掌蹠膿疱症に対して黄連解毒湯が奏効した1例．日本東洋心身医学研究，2013，28（1/2），p.54-57.
10）石束麻里子・江部洋一郎．掌蹠膿疱症に四逆散加減が奏効した2症例．中医臨床．2012，33（4），p.64-66.

尋常性疣贅・扁平疣贅（イボ）

9

大竹　直樹　海岸通り皮ふ科（愛知県蒲郡市）

疾患の特徴と漢方治療の位置づけ

　今回，本項で扱うイボとはヒトパピローマウイルス（HPV）によるウイルス性疾患である尋常性疣贅と扁平疣贅を指すものとし，その漢方治療について考える。

　皮膚科外来においてイボ患者にはファーストラインとして液体窒素療法が適応されることが多い。その他の治療としては健康保険適応外のものも含めると電気焼灼・炭酸ガスレーザー・サリチル酸・モノクロル酢酸・グルタールアルデヒド・フェノール・5-FU軟膏・活性型ビタミンD_3軟膏・尿素軟膏・ブレオマイシン局注，そして内服療法としてヨクイニンをはじめとした漢方治療とレチノイド・シメチジンなどさまざまな治療が知られている。

　イボに対する漢方治療の適応は，①液体窒素を常備しない施設，②液体窒素療法およびその他の治療で効果が乏しい場合，③液体窒素療法に伴う疼痛に耐えることができない場合，④イボが多発し液体窒素療法が困難な場合，などである。

　液体窒素を常備する皮膚科専門クリニックにおいては，漢方薬がイボ治療のファーストラインになることは少なく，またイボ治療の代表薬として知られるヨクイニン内服療法を行った際，著効する症例はそれほど多くはない印象を持っている。以上のような現況の中でイボの漢方治療をより効果的に進めてゆくための処方について自験例と先人の報告を交えて考察する。

代表的漢方治療とその特徴

イボ治療薬の代名詞ともいえるヨクイニン（薏苡仁）は，イネ科ジュズダマ属のハトムギ（*Coix lacryma-jobi* Linné var. *ma-yuen* Stapf）の種皮を除いた成熟種子を乾燥して調整される生薬（日局ヨクイニン）である。ヨクイニンの薬理作用としては，抗疣贅作用・鎮痛作用・抗炎症作用・抗体産生増強作用・抗補体作用・抗腫瘍作用・NK細胞活性上昇作用などが報告されている[1]。

イボにヨクイニンが有効であることは医療人のみならず一般人においても古くから知られている。二宮は著書の中で，「最もよいのはヨクイニン（ハトムギ）30 g を水600cc で半量の300cc になるまでゆっくり煎じて服用することであるが，ヨクイニン製剤の内服でもかなり有効である」と述べている[2]。文献的には三露らによるとヨクイニンのイボに対する年齢別有効率は乳幼児で71%，学童で74%，青年で57%，成人で20%であったと報告している[3]。

当院では錠剤のヨクイニンをイボ治療に用いている。ヨクイニン錠単独内服の場合は成人では1日18錠を基本とし，小児では概ね年齢に応じて4歳では4錠，12歳では12錠というように年齢と同じ錠数の服用を基本としている。錠剤のまま服用できない幼小児にはポリポリと「食べる」ように指導している。

麻杏薏甘湯は筋肉痛・関節痛・神経痛などの運動器疾患にしばしば用いられるが，皮膚疾患ではイボ・肌荒れ・頭部粃糠疹・湿疹・皮膚炎群にも用いられる。麻杏薏甘湯は当院ではイボ治療のセカンドラインとしてヨクイニン単独で効果がみられない場合に追加するか，当初からヨクイニンと併用するか，どちらかの方法で投与している。なお大塚や山本は麻杏薏甘湯をイボ治療のファーストラインに挙げ[4,5]，山本はイボ治療のベースは麻杏薏甘湯とし，薏苡仁の量を増やすためにさらに薏苡仁を加え麻杏薏甘湯加薏苡仁を勧めている[5]。

以上のごとくヨクイニンと麻杏薏甘湯がイボ漢方治療のファーストラインとなるが，ヨクイニン・麻杏薏甘湯の内服で治癒しない症例も多く，そのような場合に黄耆剤・補剤・駆瘀血剤・利水剤などを加味することで効果が高まることが知られている。

Kobayashi は麻杏薏甘湯加ヨクイニンの内服を試みたが無効であった難治性疣贅患者に，小建中湯を追加して急速に治癒した症例[6]を報告している。渡邊は薏苡仁を含有した麻杏薏甘湯・薏苡仁湯と補気作用を有する黄耆を含有した黄耆建中湯・補中益気湯・防已黄耆湯などを組み合わせて良好な治療

成績を残している[7]。自験例でもアトピー性皮膚炎の本治目的で黄耆建中湯内服中の患児が，イボ治療のためにヨクイニン内服を開始したところ急速にイボが消褪した症例を経験したが，これは黄耆建中湯を服用していたというベースがあったために，ヨクイニンの効果が高まったと考えた。

二宮は著書の中で，「疣贅では薏苡仁単独でよく奏功するのは幼児から学童で，成人では浮腫性ならば五苓散や当帰芍薬散を，赤みがあれば黄連解毒湯・十味敗毒湯を，瘀血があれば当帰芍薬散・桃核承気湯・大黄牡丹皮湯などの他の処方と併用するほうが効果的である」と述べている[8]。

自験例において手指や手掌・手背等のイボを触りすぎたり，歯で齧ったり，または液体窒素療法によって基部に炎症（発赤腫脹）が生じたイボ患者に越婢加朮湯を処方したところ，イボが急速に治癒する症例を数例経験した。炎症が治癒に関与した可能性も十分予想されるが，急速にきれいに治癒に向かう過程は越婢加朮湯の効能が加味されたものと考えている。

紫雲膏は胡麻・当帰・紫根・サラシミツロウ・豚脂よりなる漢方外用剤で，掌蹠・指趾等の角化傾向の強いイボに対して漢方内服療法に追加してしばしば用いる。紫雲膏外用を続けるとイボは浸軟化し，容易に攝子で浸軟塊を除去することができ，治癒を促進させる。その際，外用後にスピル膏で覆うと効果が高まる。

注意点・効果判定のポイント

処方選択のフローチャートを**図1**に示す。イボの漢方治療はヨクイニンを年齢に応じた量で内服開始する。ヨクイニン単独で経過を見る場合は2〜4カ月を一応の目途に，長くて6カ月くらいをおおよその目安にして効果判定をする。しかし患者の受診状況や治療に対するモチベーションを考慮すると，治療開始から2〜3カ月の段階で効果がみられない場合は早めの段階でヨクイニン内服量の増量，もしくは麻杏薏甘湯の併用を検討する。なお患者の同意が得られれば，治療開始時からヨクイニンと麻杏薏甘湯を併用してもよい。また掌蹠・指趾等の角化傾向の強いイボには治療当初から紫雲膏外用およびスピル膏貼付を併用する（紫雲膏がなければスピル膏貼付のみでも可）。

以上の治療を継続しても効果が現れない場合は小建中湯・黄耆建中湯・補中益気湯などの補剤を追加する。その際も2〜3カ月を目途に効果判定する。なお成人では皮疹の状態や患者の全身の証をみて，浮腫性ならば五苓散

CHART

図1　処方選択フローチャート

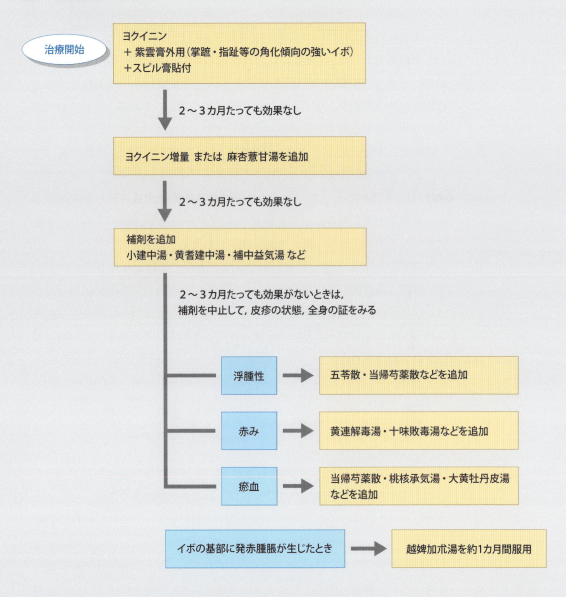

や当帰芍薬散，赤みがあれば黄連解毒湯・十味敗毒湯，瘀血があれば当帰芍薬散・桃核承気湯・大黄牡丹皮湯などの方剤の追加も検討する。

イボの基部に発赤腫脹が生じたら越婢加朮湯を約1カ月間服用すると急速に治癒に向かうことがある。

症例1　ヨクイニンと麻杏薏甘湯が奏効した例（1）

患者：45歳，男性。

所見：初診時，顔面に角状に突出する疣贅が多発し（図2），手背にドーム状に隆起した疣贅が多発していた。

治療経過：初診時に顔面と手背の大きめのイボ数個に液体窒素を施行，およびヨクイニン錠6錠，麻杏薏甘湯5gの内服を開始した。1カ月後，液体窒素を施行していないイボも含めて急速に消退した（図3）。

図2　症例1（治療開始前）　　　　図3　症例1（処方1カ月後）

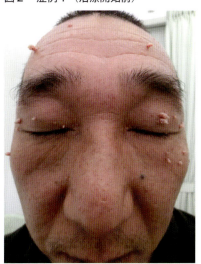
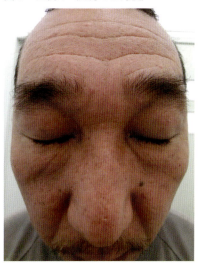

45歳，男性。
ヨクイニン6T／日，麻杏薏甘湯5g／日。
大きめのイボ数個に液体窒素1回施行。

液体窒素を未施行部位のイボも含めて，急速に消退した。

症例2　ヨクイニンと麻杏薏甘湯が奏効した例（2）

患者：31歳，女性。

所見：下顎を中心に疣状小結節（扁平疣贅）が多発していた。

治療経過：初診時よりヨクイニン錠18錠，麻杏薏甘湯5gにて漢方内服療法単独で治療開始した（図4）。イボは内服開始から次第に消退傾向を示し，2カ月後ほぼ完治した（図5）。

尋常性疣贅・扁平疣贅（イボ）

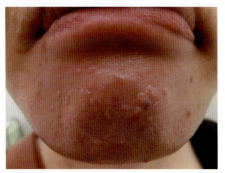

図4　症例2（治療開始前）

31歳，女性。
ヨクイニン 18T/日，麻杏薏甘湯 5g/日内服開始。

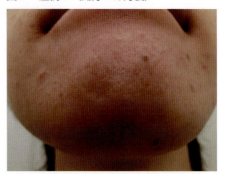

図5　症例2（処方2カ月後）

漢方療法のみでイボはほぼ消退した。

症例3　越婢加朮湯が奏効した例

患者：8歳，男児。

所見：初診時，手指にドーム状隆起した単発のイボを認めた。

治療経過：初診時より3カ月間にわたり計5回，液体窒素療法を施行した。液体窒素療法の反応は悪く難治性であったが，治療3カ月目に液体窒素療法によりイボの基部が発赤腫脹したため越婢加朮湯 5g の内服を開始した（図6）。内服して1カ月後，イボは軽度の紅斑を残し完治した（図7）。

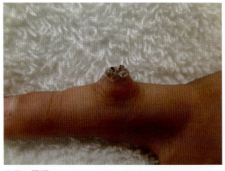

図6　症例3

8歳，男児。
3カ月間に液体窒素療法を5回施行した段階でイボの基部に発赤腫脹が生じたため，越婢加朮湯 5g/日開始。

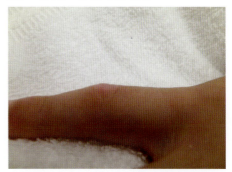

図7　症例3（処方1カ月後）

イボは軽度の紅斑を残して速やかに消退した。

おわりに

　　イボはヒトパピローマウイルス（HPV）によるウイルス性疾患であるため本来は抗ウイルス薬によるべきであるが，特異的抗ウイルス薬の開発が難しいため，現況では他の方法に頼って治療を行っている。その中で漢方治療は処方のコツを得るとある程度の効果が期待できるため，イボ治療における選択肢のひとつとして習得されることを期待する。なおイボは免疫の力による自然治癒もしばしば経験するところであり，「イボとり地蔵」[9),10)] などでの「お祈り療法」や，「私にかかればイボは治ります」と思わせる「医療者の気迫やカリスマ性」つまり医師自身が「イボとり神様」を演じることが重要だと感じている。

【文献】

1）神崎保・溝口志真子．健常人，悪性黒色腫および成人T細胞白血病患者に対するヨクイニンの効果．西日皮膚．2004，66（5），p.490-492.

2）二宮文乃．疣贅とヨクイニン─尋常性疣贅と青年扁平疣贅の治験例．漢方研究．1991，239（11），p.372-376.

3）三露久生・茶谷孝治・林進．尋常性疣贅におけるヨクイニンの年齢別による有効率の検討．病院薬学．1990，16（5），p.255-259.

4）坂東正造・福冨稔明．山本巌の臨床漢方　第1版．メディカルユーコン，2010.

5）大塚敬節・矢数道明・清水藤太郎．漢方診療医典　第6版．南山堂，2001.

6）Kobayashi H．Recalcitrant subungual verruca of a child successfully treated with combination use of traditional Japanese herbal medicine，shokenchuto and makyoyokukanto．J Derm．2011，38，p.1193-1195.

7）渡邊善一郎．ヒトパピローマウイルスによる尋常性疣贅「皮膚のカゼ」の漢方エキス剤治療．漢方研究．2012，487（7），p.206-210.

8）二宮文乃．尋常性疣贅．皮膚疾患　漢方治療マニュアル．現代出版プランニング，1998，p.111-112.

9）平松洋．いぼとり神様・仏様．羽衣出版，2006.

10）古江増隆ほか．皮膚科本音トーク．外用薬本音トーク─プロが語る外用の極意　イボ地蔵は本当に効く？．Visual Dermatology．17臨時増刊号，2018，p.32-34.

10 皮膚潰瘍

黒川　晃夫　大阪医科大学附属病院皮膚科（大阪府高槻市）

はじめに

　　皮膚潰瘍の病因として，静脈うっ滞（下腿静脈瘤など）や動脈性の循環障害（閉塞性動脈硬化症など），神経障害（糖尿病など），持続性の圧迫（褥瘡），物理的障害（熱傷・放射線障害など），血管炎（膠原病など），抗がん剤による皮膚障害，皮膚悪性腫瘍などが存在する。また，皮膚潰瘍の悪化因子として，低栄養・感染・免疫抑制状態・機械的刺激・皮膚組織の脆弱化などがあげられる。

代表的な6方剤

　　私は，皮膚潰瘍に対する漢方方剤として，以下の6方剤を好んで用いている。

①十全大補湯

　　補気剤である四君子湯（人参・蒼朮・茯苓・甘草）と補血剤である四物湯（当帰・川芎・芍薬・地黄）との合剤に，桂枝と黄耆を加味した気血双補剤である。本剤は，免疫賦活作用や抗腫瘍作用[1]，末梢循環改善作用および冷えの改善作用[2]，骨髄造血機能改善作用[3]など，多くの作用を併せ持って

いる。さらに，黄耆には肉芽形成促進作用や排膿促進作用があり，当帰が加わることでその作用が増強される[4]。よって，本剤は褥瘡および皮膚潰瘍[4]の他，肛門周囲膿瘍・痔瘻[5,6]などにも応用される。本剤は，褥瘡・皮膚潰瘍に対する漢方治療薬の第1選択薬であり，とりわけ免疫能や骨髄造血機能が低下し，気血両虚に陥っている抗がん剤治療中の患者などにはよく応用される。また，こういった患者の多くは瘀血を伴っているため，しばしば桂枝茯苓丸を合方する。

②補中益気湯

「中（脾胃）を補い，気（元気）を益す」といった意の補気剤で，十全大補湯に含まれる人参・黄耆・蒼朮・当帰・甘草に，柴胡・大棗・陳皮・升麻・生姜が加わった生薬構成となっている。本剤は，免疫機能賦活作用や抗腫瘍作用[7]，抗菌作用[8]，抗ウイルス作用[9]，血流改善作用，健胃作用[10]などを有する。褥瘡・皮膚潰瘍に対する漢方治療薬の第2選択薬であり，気虚が認められ，貧血や皮膚の乾燥などの血虚が目立たない患者によい適応となる。また，胃腸機能の低下した患者にも投与できるため，十全大補湯で胃腸障害をきたした患者に対し，本剤を代用することも少なくない。

③牛車腎気丸

腎虚の基本方剤である八味地黄丸（地黄・山茱萸・牡丹皮・山薬・沢瀉・茯苓・桂枝・附子）に，利尿作用のある牛膝と車前子を加えた補腎剤である。本剤は八味地黄丸に比べ，下半身の浮腫・しびれ・疼痛・冷えがより強い場合に用いられる。末梢血流改善作用[11]，鎮痛作用[12]，抗がん剤治療や糖尿病に伴う末梢神経障害改善作用[13,14]，デヒドロエピアンドロステロン系に対する賦活作用，およびそれに伴う抗潰瘍・抗糖尿病・抗肥満・抗動脈硬化・免疫賦活などの作用[15]が指摘されている。糖尿病を合併した下腿潰瘍や足潰瘍によく用いられ，下半身の浮腫や冷えを伴う場合，特によい適応となる。

④柴苓湯

利水剤である五苓散（猪苓・茯苓・蒼朮・沢瀉・桂枝）と，抗炎症作用をもつ小柴胡湯（柴胡・半夏・黄芩・人参・大棗・生姜・甘草）との合剤であ

る。本剤は，利水作用や抗炎症作用[16] のほか，ステロイド様作用[17]，血小板凝集抑制作用[18]，Th 1 リンパ球抑制作用[19] などをもつ。最近，分子標的治療薬であるスニチニブ・ソラフェニブによる手足症候群の疼痛が，本剤と桂枝茯苓丸との併用にて改善した4例が報告されている[20]。私自身，カペシタビンによる手足症候群に対し，本剤と桂枝茯苓丸を併用したところ，手足の疼痛のみならず皮膚びらんおよび潰瘍をも改善できた1例を経験している。本剤は，膠原病に伴う血管炎，手足症候群・帯状疱疹など，炎症および浮腫を有する皮膚びらん，皮膚潰瘍に対する治療薬として幅広い使用用途が期待されるが，冷えのある場合には使用しない。

⑤当帰四逆加呉茱萸生姜湯

体の表面を温める当帰・桂枝・細辛に，お腹を温める呉茱萸・生姜，鎮痙・鎮痛作用を有する芍薬，利水作用のある木通，それに大棗が加わった方剤である。本剤は，末梢血流の改善および皮膚温の上昇[21] がみられるため，四肢末端の冷えや凍瘡のほか，レイノー現象[22]，閉塞性動脈硬化症[23] などにも使用される。さらに，リベド血管炎に伴う下肢有痛性多発性潰瘍に対し，本剤を主とした数種類の漢方方剤が奏効したとの報告例[24] があり，本剤が，冷えを伴った血管炎による下腿潰瘍や足潰瘍に対して有効な治療薬となる可能性がある。

⑥桂枝茯苓丸

桃仁・牡丹皮・桂枝・茯苓・芍薬の5種の生薬からなる駆瘀血剤である。本剤は，末梢血流改善作用および冷えの改善作用[25]，血小板凝集抑制作用[26]，抗酸化作用や酸化ストレス調整作用を介した血管緊張調整作用[27]，皮膚微小循環の炎症改善作用[28] などを有することが知られている。皮膚潰瘍治療薬として本剤を単独で用いることは少なく，むしろ先に述べた方剤と併用することで，より強力な創傷治癒効果を発揮させる，いわば補佐的な役割を果たすことが多い。

皮膚潰瘍 ● 67

表　皮膚潰瘍によく用いられる方剤の創傷治癒に関わる主な薬理作用

方剤名	免疫賦活	冷え改善	細胞保護（抗潰瘍）	浮腫改善	抗炎症	血流うっ滞改善（駆瘀血）	骨髄機能改善
①十全大補湯	++	++			+	+	++
②補中益気湯	++				+	+	
③牛車腎気丸		++		++		+	
④柴苓湯			+	++	++		
⑤当帰四逆加呉茱萸生姜湯	+	++				+	
⑥桂枝茯苓丸	+	+	+		+	++	

図1　皮膚潰瘍に頻用する6方剤のイメージ図

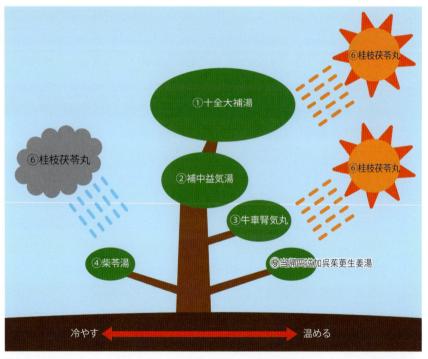

桂枝茯苓丸以外の方剤を樹木の枝についた葉に例えた。葉の面積の大きさは，皮膚潰瘍治療薬としての重要度を表している。柴苓湯と当帰四逆加呉茱萸生姜湯は，ともに血管炎に伴う皮膚潰瘍などに用いるなどの共通点があり，また，皮膚潰瘍治療薬としての重要性はそれほど高くないと考え，両者は同じ高さの幹から枝分かれし，同じ大きさで最も面積の小さな葉とした。桂枝茯苓丸は，他の5方剤の効果を増強させる働きをすることから，木の葉の成長を促す太陽と雨に例えた。さらに，柴苓湯のみ冷やす作用が強いため，柴苓湯の葉には雨が，その他の方剤には太陽の光が降り注ぐよう描いた。なお，葉の右端が右寄りであればあるほど，温める作用が強い方剤であることを示している。

CHART

図2　処方選択フローチャート

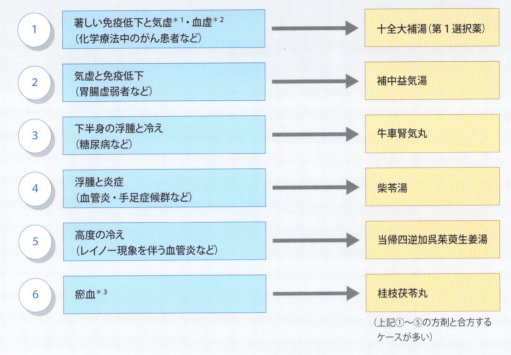

＊1　気虚：気が上昇する力がない状態。生命活動の衰え。
＊2　血虚：血の停滞性の低下状態。貧血・顔色不良・皮膚のかさつきなどの症状をきたす。
＊3　瘀血：血の停滞による微小部の循環障害。

6方剤のイメージをつくる

　さて，皮膚潰瘍に対し頻用する漢方6方剤の，創傷治癒に関わる主な薬理作用を表に，私なりのイメージ図を図1に，処方選択のフローチャートを図2に示した。図1には若干の注釈を加えておく。
　先生方の今後の診療に少しでもお役に立つことができれば幸いである。

症例1　牛車腎気丸が奏効した症例

患者：66歳，男性。
既往歴：糖尿病，心不全。

図3　症例1

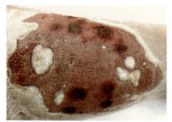
牛車腎気丸投与開始時

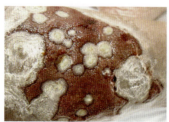
牛車腎気丸投与23日後

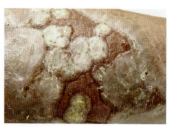
牛車腎気丸投与55日後

現病歴：X年1月，右下腿に水疱を伴う発赤・腫脹が出現し，潰瘍化したため，当科受診となった。右下腿から足背は高度に腫脹し，右下腿前面には排膿を伴う潰瘍が認められた。また，両足趾はしびれ，脱力感を呈していた。

治療と経過：スルファジアジン銀外用，セフカペンピボキシル塩酸塩300mg／日内服にて治療開始した。1週間後，炎症はほぼ正常化し，セフカペンピボキシル塩酸塩は中止となったが，右下腿潰瘍および浮腫の改善が進まず，治療開始21日後より牛車腎気丸（TJ-107）7.5g／日を投与した。すると，徐々に潰瘍が上皮化し，下腿浮腫・足趾のしびれ・脱力感も軽減してきた。牛車腎気丸投与80日後，下腿潰瘍は治癒した（**図3**）[29]。

症例2　十全大補湯が奏効した症例

患者：63歳，男性。
既往歴：胃がん術後ダンピング症候群，ビタミンB_{12}葉酸欠乏性貧血，右母趾骨髄炎切断術施行。
現病歴：X年4月から当院へ入院となった。入院時，仙骨部には筋層まで達す

図4　症例2

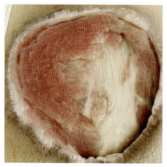
臨床像①（入院時，十全大補湯開始前）

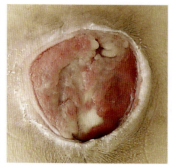
臨床像②（入院30日目）

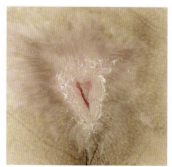
臨床像③（入院105日目）

図5 症例2の臨床経過

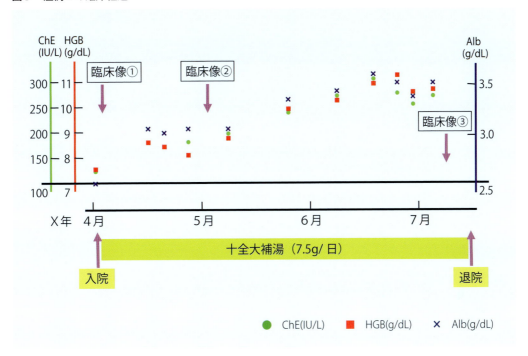

る直径7.6×6.7cmの巨大な褥瘡が認められた。

治療と経過：精製白糖・ポビドンヨード外用，十全大補湯7.5ｇ/日内服にて治療開始したところ，創の肉芽形成・上皮化が進み，治療開始約4カ月で褥瘡は完治した（**図4**）。本症例では，血清ヘモグロビン・アルブミン・コリンエステラーゼの値は，ほぼ連動して上昇した（**図5**）[30]。このことから，本剤がこれらの上昇に大きく関与した可能性が示唆された。

＊この症例は，第61回日本東洋医学会総会にて発表した。

おわりに

　最後に，これから漢方医学を学ぶ先生方に最も強調したいのは，失敗を恐れず，まずは漢方方剤を処方してみてほしいということである。むろん方剤が有効であった症例も貴重であるが，無効であった症例や，飲めずにドロップアウトした症例からも学ぶことは多い。漢方方剤を処方していくうちに，あるとき，方剤の「人となり」ならぬ「薬となり」がおぼろげながら見えてくることがある。こうなれば，処方のヒット率がぐっとアップするに違いな

い。ある程度漢方方剤の処方に慣れてきたら，よく処方する疾患群について，自分なりのイメージ図や漢方処方のフローチャートの作成にチャレンジしてみることをお勧めする。

【文献】

1）Fujiki K，Nakamura M，Taniguchi K，et al．IL-12 and IL-18 induction and subsequent NKT activation effects of the Japanese botanical medicine Juzentaihoto．Int J Mol Sci．2008，9（7），p.1142-1155.

2）泉義雄．総説：漢方方剤の最新知見（5）【48】十全大補湯．薬理と臨床．2007，17（6），p.631-639.

3）Kishida Y，Nishii T，Inoue T，et al．Juzentaihoto（TJ-48），a traditional Japanese herbal medicine，influences hemoglobin recovery during preoperative autologous blood donation and after hip surgery．Int J Clin Pharmacol Ther，2009，47（12），p.716-721.

4）三田哲郎．皮膚科東西融合医学〜知っておきたい漢方方剤・知っておきたい十全大補湯．日本皮膚科学会雑誌，2013，123（13），p.2510-2511.

5）増本幸二・岡陽一郎・中村晶俊ほか．乳児肛門周囲膿瘍に対する十全大補湯の長期使用経験．臨床と研究，2010，87（8），p.1164-1167.

6）大谷俊樹．乳児痔瘻・肛門周囲膿瘍における十全大補湯の使用．外来小児科，2012，15（3），p.342-345.

7）Li T，Tamada K，Nomoto K，et al．The restoration of the antitumor T cell response from stress-induced suppression using a traditional Chinese herbal medicine Hochu-ekki-to（TJ-41：Bu-Zhong-Yi-Qi-Tang）．Immunopharmacology，1999，43（1），p.11-21.

8）西岡達矢・福田久美子・谷本憲保ほか．繰り返す種々の感染症に対し補中益気湯が奏効した高齢者の1症例．漢方医学．2008，32（4），p.242-245.

9）服部俊夫・巽浩一郎・佐久間光江ほか．ウイルス感染とバイオディフェンス−注目される補中益気湯の可能性．Mebio．2007，24（1），p.16-21.

10）小林裕美．特集/皮膚科漢方処方ベストマッチ22　補中益気湯（体力低下を補う）．MB Derma．2013，211，p.55-58.

11）Suzuki Y，Goto K，Kamei J，et al．Effects of Gosha-jinki-gan，a kampo medicine，on peripheral tissue blood flow in streptozotocin-induced diabetic rats．Exp Clin Pharmacol．1998，20（4），p.321-328.

12）Suzuki Y，Goto K，Kamei J，et al．Antinociceptive effect of Gosha-jinki-gan，a Kampo medicine，in streptozotocin-induced diabetic mice．Jpn J Pharmacol．1999，79（2），p.169-175.

13）吉田直久・細川豊史・三木恒治ほか．種々の癌腫の抗がん剤治療に伴う末梢神経障害に対する牛車腎気丸の有効性．Prog Med．2012，32（11），p.2509-2515.

14）Qin B，Sato Y．Effectiveness of the traditional Chinese（Kampo）medicine in diabetic peripheral neuropathy．Nagoya J Health Physical Fitness and Sports．2004，27（1），p.55-61.

15）伊藤隆．こんなとき，何を出す？処方選択トレーニング⑬　下肢の冷えとしびれ．漢方と診療．2013，4（3），p.25-28.

16）前田学．特集/皮膚科漢方処方ベストマッチ22　柴苓湯（抗炎症・余分な水を取る）．MB Derma，2013，211，p.41-49.

17）志田圭三・今村一男・片山喬ほか．各種泌尿器科疾患に対する柴苓湯の臨床効果−線維化疾患を中心として−．泌尿器科紀要．1994，40（11），p.1049-1057.

18）假野隆司・土方康世・後山尚久ほか．抗核抗体価と抗カルジオリピン抗体量を指標とした自己免疫異常不育症に対する柴苓湯療法の有効機序の検討．日東医誌．2008，59（5），p.699-705.

19）芦川大介・白井滋子・森脇真一ほか．皮疹に対して柴苓湯が有用であったサルコイドーシスの1例．臨床皮膚科．2005，59（12），p.1189-1191.

20）分子標的治療にみられる hand-foot syndrome と漢方治療．漢方医学．2010，34（1），p.30-34.

21）Kanai S，Okano H，Abe H．Efficacy of toki-shigyakuka-gosyuyu-syokyo-to（danggui-sini-jia-wuzhuyu-shengjiang-tang）on peripheral circulation in autonomic disorders．Am J Chin Med．1997，25（1），p.69-78.

22）金内日出男．レイノー病と慢性動脈閉塞症，膠原病におけるレイノー現象の臨床症状とサーモグラフィーを用いた皮膚温との比較−当帰四逆加呉茱萸生姜湯の薬効評価．公立豊岡病院紀要，1999，

11，p.69-76.

23）城島久美子．当帰四逆加呉茱萸生姜湯の血管性間歇性跛行に対する臨床効果．日東医誌．2011，62（4），p.529-536.

24）堀野雅子．漢方治療が奏効したリベド血管炎に伴う下肢有痛性多発性潰瘍の一治療例．日東医誌．2010，61（1），p.27-31.

25）Fujita K，Yamamoto T，Matsumura A，et al．Efficacy of keishibukuryogan, a traditional Japanese herbal medicine, in treating cold sensation and numbness after stroke：clinical improvement and skin temperature normalization in 22 stroke patients．Neurol Med Chir．2010，50（1），p.1-5.

26）西田清一郎・佐藤広康．漢方薬の未病に対する血管薬理学について．日薬理誌．2012，140（2），p.58-61.

27）沼口佳世・山﨑永理・久光正ほか．拘束ストレス誘発性瘀血モデルに対する桂枝茯苓丸の影響．薬理と治療．2012，40（6），p.473-479.

28）Yoshihisa Y，Furuichi M，Shimizu T，et al．The Traditional Japanese Formula Keishibukuryogan Inhibits the Production of Inflammatory Cytokines by Dermal Endothelial Cells．Mediators Inflamm．2010，2010，804298

29）黒川晃夫．糖尿病・慢性心不全が原因と考えられる下腿潰瘍に対し，牛車腎気丸が奏効した1例．漢方と診療．2010，1（3），p.184.

30）黒川晃夫．第61回日本東洋医学会総会 学会シンポジウム 慢性・難治性皮膚疾患に対する漢方医学的アプローチ（アトピー性皮膚炎以外）－なぜ難治なのか，その背景を探る－褥瘡に対する十全大補湯の効果．日東医誌．2011，62（2），p.268.

11 帯状疱疹

栁原　茂人　近畿大学医学部皮膚科学教室（大阪府大阪狭山市）

はじめに

　ウイルスの回帰感染によって発症する帯状疱疹は，老化，過労やストレスなどによる免疫低下が誘因となって起こる皮膚疾患である。皮膚の障害と疼痛をはじめとした神経症状を呈し，発症する部位によって随伴症状が異なってくる。慢性期の帯状疱疹後神経痛に対して漢方薬が適用されることも多いが，急性期の炎症を抑えることも重要とされており，病期・症状に柔軟に対応した漢方薬の選択が必要になってくる疾患の1つといえる。

疾患の特徴と漢方治療の位置づけ

　帯状疱疹は，DNA ウイルスの水痘・帯状疱疹ウイルス（varicella-zoster virus，VZV）の再活性により生じるウイルス感染症の1つである。水痘罹患後，VZV は，生体の免疫学的監視機構の下，三叉神経節や脊髄後根神経節のサテライト細胞に不活化した状態で潜伏感染し続ける。過労（ストレス）や老化，外傷・悪性腫瘍・自己免疫疾患・重症感染症などの疾患，免疫抑制薬・抗腫瘍薬などの薬剤，放射線療法などの誘因によって VZV は再活性化し，知覚神経を伝わって所属の表皮細胞に回帰感染し，帯状疱疹を生じる[1]。帯状疱疹の発症率は人口10万人当たり年間500人[2]，生涯に帯状疱疹を発症す

る頻度は人口の10〜20％，年齢別患者数は，10〜20歳代と50〜70歳代にピークをもつ二峰性分布を示す[1]。

再活性化したVZVによる感染細胞が，ballooning degeneration（球状変性）をきたし，皮膚には水疱を形成する。感染が長引くと炎症が真皮まで波及し，真皮の線維芽細胞や血管内皮細胞にもウイルス感染をきたす。その結果，局所循環障害による皮膚潰瘍，神経変性をも起こすことになる[1]。皮疹が完成すると，特徴的な片側の帯状に配列する紅暈を伴った水疱の集簇を呈する。発症初期や水疱形成が軽微なものでは，丹毒や虫刺症・片頭痛・狭心症などとの鑑別が必要となり，習熟した皮膚科医の診断力が早期治療につながることもある。重症例として，特定の神経領域を超える汎発性帯状疱疹や多発性帯状疱疹・結膜炎・角膜炎・虹彩毛様体炎を合併する眼部帯状疱疹，Ramsay Hunt症候群を起こす耳介部帯状疱疹は，それぞれの専門家との連携が必要となることもある。神経症状には疼痛・知覚異常の他に，運動麻痺・脳髄膜炎・膀胱直腸障害などがある。疼痛に関しては，生理学的疼痛としての急性期痛（炎症性疼痛・侵害受容性疼痛）と病理学的疼痛としての慢性疼痛（神経障害性疼痛・心因性疼痛）が出現する。

治療はできるだけ早期の抗ウイルス薬投与，皮疹に対する軟膏治療，痛みに対する除痛が一般的となる。特に神経障害性疼痛に関しては，日本ペインクリニック学会からガイドラインが出版されており[3]，帯状疱疹後神経痛（Post Herpetic Neuropathy，PHN）の治療の参考となるが，病態に基づいて漢方薬を併用することは治療の大いなる助けとなる[4]。また，高齢者や腎機能障害のある患者で，抗ウイルス薬の副作用による腎機能障害の悪化が危惧される場合にも，東洋医学的治療（漢方薬・鍼灸治療）併用のよい適応となりうる。筆者自身は，初診時から漢方薬を併用する例が多い。

代表的漢方治療とその特徴

病態を踏まえた漢方治療において，筆者は山本巌の考えを参考にすることがある。帯状疱疹に関しては，初期には駆瘀血，消炎利水の目的で桃核承気湯合越婢加朮湯をベースに，充血性炎症の強いときには黄連解毒湯の合方を検討する。皮疹が膿疱化する亜急性期以後では，同じく駆瘀血剤に加え，慢性炎症性疾患に用いる温清飲加減である竜胆瀉肝湯（一貫堂）合通導散をベースに，疼痛が強いときには麻黄附子細辛湯，体力・免疫力低下の疑われるときは，補中益気湯の合方を検討すると記載されている[5]。また，中

医学では，帯状疱疹は風火証（肝虚鬱熱），湿熱証（脾胃湿毒），瘀血証と分類される[6)]ところを考慮すれば，一般的に使用されている漢方処方の目標が理解できると思う。

秋葉は，高齢者帯状疱疹の初期で強く発表（病邪を体表から発散させる）したいときには，葛根湯などに代表される太陽病の薬を選択すると述べている。また，発症後時間が経過した皮疹に対しては，桂枝加朮附湯や疎経活血湯，坐骨神経領域の帯状疱疹の後遺症に対しては，牛車腎気丸をあげている[7)]。PHN に対しては，急性期の帯状疱疹患者（n=57）のランダム化比較試験で補中益気湯を12週間内服することにより，24週間後の PHN を visual analogue scale（VAS）比率で，非投与群に比べて有意に抑制した研究結果が報告されている[8)]。

総じて筆者は，急性期の帯状疱疹には痛みを伴った紅斑・水疱を目標として黄連解毒湯のような清熱剤，柴苓湯や猪苓湯など清熱しながら利水する方剤，越婢加朮湯などの石膏麻黄剤を選択する。亜急性期には水疱は膿疱化する代わりに，今度は痛みが長引くことがあり，それを予防する目的で附子が配合されている桂枝加朮附湯・麻黄附子細辛湯や駆瘀血作用のある温清飲などを選択する。慢性期になると，体を温めて免疫を高め，痛みによる精神的ストレスをもフォローする必要がある。そこで補気作用のある補中益気湯，温煦作用のある真武湯，駆瘀血作用のある疎経活血湯，補腎作用のある八味地黄丸，疏肝作用のある抑肝散などを選択し，症状の一連の進行度によって使い分けをすることが多い。処方選択フローチャートを**図1**に示す。

注意点・効果判定のポイント

急性期の治療において，特に『傷寒論』の方剤は構成生薬が少なくシャープに効く反面，長期の使用が難しい場合がある。特に麻黄剤は高齢者や心疾患が基礎にある場合に注意が必要であり，入院患者や2，3日で効果を判定できるよう細かく来院できる患者に限って処方している。慢性期の PHN に漢方薬を長期連用することがあり，甘草や黄芩の副作用に注意が必要になってくる。高齢者や胃腸の弱い患者には地黄の連用も難しいこともある。慢性期の漢方の効果判定は2週間程度を目安に処方の再検討を行っている。

帯状疱疹　● 77

CHART

図1　処方選択フローチャート

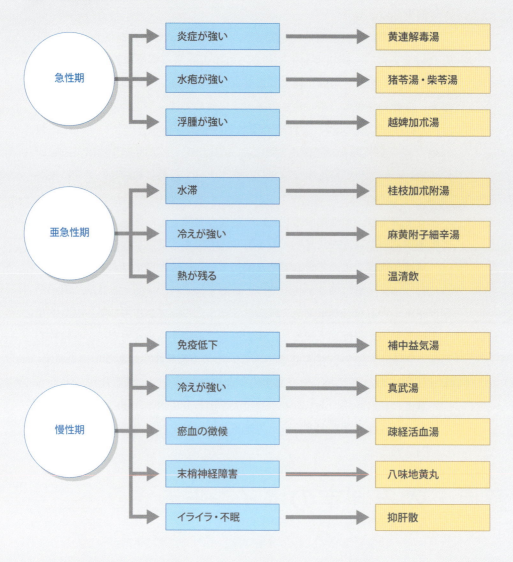

| 症例1 | 猪苓湯が奏効した例 |

　　患者：87歳，男性。
　　既往歴：心不全・腎機能障害。
　　現病歴：当科初診の5日前から右側下腹部から背部にかけて痛みがあり水疱が生

図2　症例1

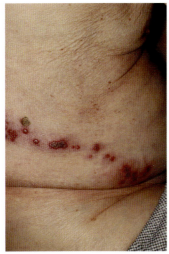

治療開始時

図3　症例1

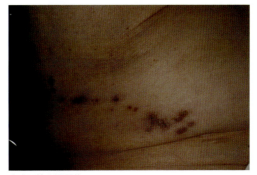

治療開始2週間後

じた。帯状に配列する紅暈を伴う水疱が集簇しており，帯状疱疹と診断（図2）。
治療経過：腎機能障害（クレアチニンクリアランス 40mL/min）に応じて，ファムシクロビル 500mg/日，メコバラミン 750μg/日に加え，猪苓湯 2.5g/日を投与。2週間で皮疹はすべて痂皮化し，痛みも消失した（図3）。
考察：高齢者であり心不全があったので，麻黄剤は避け，利水しながら清熱をする猪苓湯を選択して奏効した例であった。猪苓湯を『傷寒論』の条文通りには使用していないが，燥性の消炎剤である滑石（かっせき）を含み，急性期の帯状疱疹にはよい効果が期待できる。

症例2　変方が有効であった例

患者：41歳，男性。
現病歴：仕事で多忙であった。初診の3日前から肩こり・頭痛・流涙・眼痛あり，2日前から鼻柱の左側に有痛性の紅斑が生じた。当科初診時には，紅斑の上に水疱を呈しており（図4），Tzanck test で巨細胞が確認できた。
治療経過：右結膜炎を併発しており，緊急入院とし，アシクロビル 250mg×3回/日の点滴に加え，炎症が強かったので黄連解毒湯 7.5g/日分3の投与を開始。1週間後の退院時には水疱は痂皮化したが，潰瘍が深そうだったことに加え（図5），眼科診により角膜炎の診断もあったことから，補中益気湯 7.5g/日分3に変更。さらに1週間後，潰瘍は上皮化したが（図6），痛みが強くなっ

帯状疱疹　●79

図4 症例2

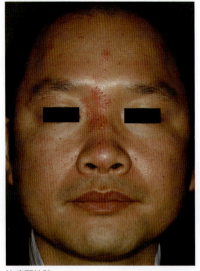

治療開始時

図5 症例2

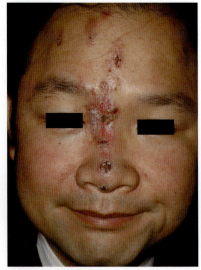

治療開始1週間後

図6 症例2

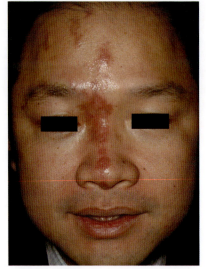

治療開始2週間後

てきたのでプレガバリン150mg/日を開始し，2週間後倍量まで漸増した。発症6週間後でもまだ疼痛があり，漢方薬を桂枝加朮附湯7.5g/日分3に変更し，その後2週間でやっと痛みは軽減してきた。発症2カ月後，頭痛がまだ残存。漢方薬を抑肝散加陳皮半夏7.5g/日分3に変更し頭痛は消失した。

考察：Hutchinson's signがあり，眼病変と頭痛を伴った帯状疱疹であったが，清熱剤で比較的速やかに紅斑は消退したものの，皮疹の潰瘍化と角膜炎があり

上皮修復と二次感染予防を目的に補中益気湯を選択したところ奏効した。さらに疼痛が増してきたため，附子剤から肝気上衝を抑える方剤に変方し効果があった。

おわりに

このように，同じ帯状疱疹という疾患であっても，症状が多彩に現れることがあるので，方剤を適宜変更しながらの治療が必要になることもある。

【文献】

1）玉置邦彦総編集．最新皮膚科学大系 第15巻 ウイルス性疾患 性感染症．2003，中山書店．p.33-41.

2）Ragozzino MW，Melton III LJ，Kurland LT，et al．Population-based study of herpes zoster and its sequelae．Medicine (Baltimore). 1982，61（5），p.310-316.

3）日本ペインクリニック学会神経障害性疼痛薬物療法ガイドライン作成ワーキンググループ編．神経障害性疼痛薬物療法ガイドライン．真興交易株式会社医書出版部，2011.

4）細川豊史．巻頭 Interview 神経障害性疼痛治療における漢方薬の位置づけ．漢方医学．2013, 37（2），p.84-89.

5）坂東正造．病名漢方治療の実際 山本巌の漢方医学と構造主義．2002，メディカルユーコン．p.389-391.

6）王暁明．中医学からみた帯状疱疹の鍼灸治療．医道の日本．2014，73（6），p.86-89.

7）秋葉哲生．高齢者特有疾患の漢方ベストチョイス 72 帯状疱疹後の神経痛．Geriat. Med. 2011，49（9），p.1066-1067.

8）谷口彰治・幸野健・寺井岳三．帯状疱疹後神経痛に対する補中益気湯の予防効果．Progress in Medicine. 2002，22，p.863-865.

12 多汗症

橋本 喜夫 JA 旭川厚生病院皮膚科（北海道旭川市）

はじめに

多汗症は全身性多汗症と局所性多汗症に分けられ，前者は高温環境・重労働・肥満や，バセドー病・関節リウマチ・糖尿病・妊娠・閉経・体温中枢刺激（脳震盪・パーキンソン病・交感神経障害）・カルチノイド症候群・痛風・褐色細胞腫・結核・悪性腫瘍・薬剤などにより生じる。局所性多汗症は精神感動によることが多く，手掌足底・腋窩・鼻尖・乳房間部などに多い。カフェイン・チョコレートが誘因のこともある。進行麻痺・半身不随・脊髄空洞症・神経炎などにも生じる。掌蹠多汗には，塩化アルミニウム外用薬・グルタラール・ホルムアルデヒドなどとイオントフォレーシス療法も使用できる。ボツリヌス毒素の注射も有用である。

疾患の特徴と漢方治療の位置づけ

多汗症のうち，特に掌蹠多汗症に対する内服治療として圧倒的に報告数が多いのが，抗コリン薬である。作用機序としては，ムスカリン受容体への競合的アンタゴニスト作用が知られている。薬理作用は汗腺にとどまらず，中枢・自律神経系にも作用し，副作用として調節麻痺性視力障害・口渇・眠気・便秘・排尿障害などがあるため注意を要する。具体的には，プロパンテ

リン臭化物やオキシブチニン塩酸塩を使用することが多い。その他の西洋薬としてはトフィソパム・パロキサチン塩酸塩・トピラマート・ゾニサミドなどがあるが、いずれも推奨度はC1レベル以下にとどまり絶対的なものはない。これら内服治療に際立った有効性を示すものがないだけに、漢方薬は副作用が少ないとされることから選択を考慮したい薬剤である。ただしEBMレベルが低いことは念頭におくべきである。

代表的漢方治療とその特徴

　異常に汗が出るのは、漢方医学では虚証に傾いているためといわれている。中医学では汗の異常は気の固表止汗作用が衰えているからであるとされる。したがって補気が大事で、補中益気湯・桂枝加黄耆湯が頻用される。桂枝湯でも効く場合がある。寝汗は陰虚による熱で引き起こされるといわれており、六味丸が処方される。黄耆を含む方剤では、頭の多汗で防已黄耆湯が著効を示した症例も経験している。また、肥満型からくる多汗症には桂枝加黄耆湯・防已黄耆湯を使用できる。寝汗をよくかき、口が渇き、特に頭部に汗が多いタイプは桂枝加竜骨牡蛎湯や柴胡桂枝乾姜湯がよい。脂漏性皮膚炎を伴う脂汗をかくタイプは黄耆建中湯＋麻杏薏甘湯を用いる。手足がほてりビクビクして汗をかくタイプは桂枝加竜骨牡蛎湯または柴胡加竜骨牡蛎湯、ストレスが多くイライラして手掌足底に汗が出るタイプは肝気鬱結型に用いる加味逍遙散や柴胡加竜骨牡蛎湯などをトライしたい。著者は緊張して手足に汗をかくタイプに加味逍遙散を、その他頭頸部主体の多汗症には防已黄耆湯を多用している。

　また、多汗症に対する漢方方剤の鑑別は病期による方法も考えられ、感染・感冒を伴った急性期、亜急性期、慢性期に分けて適応方剤を考慮する。感冒時などの急性期の多汗症であれば、桂枝湯や桂枝二麻黄一湯（桂枝湯1に麻黄湯1/2の比で合わせて湯に溶かして服用）、さらには医療用エキス製剤にはないが玉屏風散（煎じ薬）なども選択される。亜急性期であれば五苓散・白虎加人参湯・炙甘草湯を考慮し、慢性期ならば桂枝加黄耆湯・黄耆建中湯・黄連解毒湯・四逆散なども考慮される。筆者が日常診療で行っている多汗症における、処方選択の考え方を**図1**に示す。

CHART

図1　処方選択フローチャート

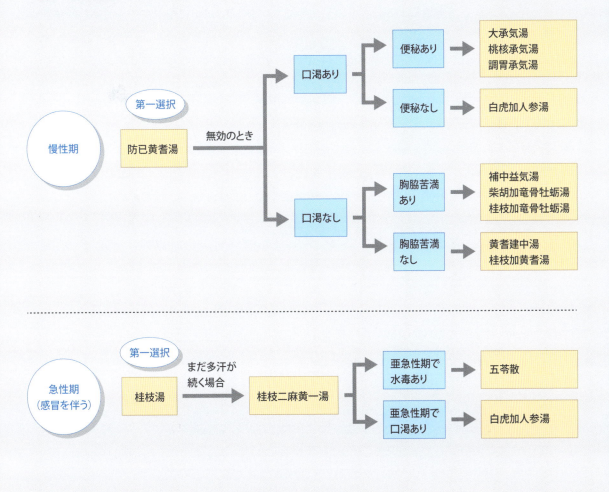

注意点・効果判定のポイント

　　漢方医学的にみて，発汗は体内の過剰な熱により出現する場合と，表皮の失調状態（表の虚，あるいは体表の津液の出入りを主る腠理が開いた状態による場合がある。したがって前者の場合は瀉下剤あるいは清熱剤によって熱を冷ますことがポイントになる。後者の表虚の場合は黄耆を含む方剤が有効であるが，エキス剤では補中益気湯も防已黄耆湯も止汗には黄耆の含有量が不十分な印象は否定できない。したがって，慢性期の多汗症の漢方治療は

少なくとも1〜2カ月間は内服を続けて様子をみるのがよいと考える。熱に伴って出る汗は一般的に「汗臭い汗」でベタッとした傾向が強い。このようなベタつく汗は瀉下剤や清熱剤で対処した方がよく，サラッとしたあまり臭くない汗は表虚によって生じた汗と考え，黄耆を含んだ方剤で対処すべきである。

症例1　防已黄耆湯が奏効した例

患者：60歳，女性。看護師（病棟勤務）。

初診：X年8月3日。

主訴：上半身主体の多汗。

現病歴：2〜3カ月前から誘因なく，顔・首・頭から多量に汗が流れる。手の震え，口渇，体重変動などはない。胃腸は丈夫。問診票には「集中力がない。朝早く目覚める。急に暑くなったり寒くなったりする。汗は首から上。後頭部・首が凝る。腰が痛い。関節が腫れる。膝痛」などの記載あり。

現症：身長150cm，体重52kg。便通1日1回，子ども3人。喫煙（22歳から継続）。

漢方医学的所見：舌診にて瘀血，水毒の所見はなく，腹診上は胸脇苦満・瘀血圧痛点なし。

治療および経過：初診時から防已黄耆湯7.5g／日分3を処方した。開始1月カ後，暑い盛りにもかかわらずよいようだという。その後も継続。X年11月14日，来院。「4〜5日間内服しなかった。薬を切らして気づいたが，やはり効いていた」という。内服継続を希望。その後も順調であったが，X＋1年3月29日，「一応効いていると思うが効果がいまいち。暑い寒いがある」という。この日から加味逍遙散に変更してみる。X＋1年5月21日，「加味逍遙散を2カ月間内服したが，やはり前回の防已黄耆湯の方が多汗にはよいようだ」と前処方を希望。この日，防已黄耆湯へ戻す。X＋1年6月18日再来，「やはりこっちの方がよい」という。その後，継続処方。膝の腫れはそれほど変わらない。「ビチャビチャの汗がサラッーとなり，心地よいのでやはりよい」という。この患者のコメントに対し，まだ生薬としての黄耆が不足していると筆者は感じている。

症例2	補中益気湯が奏効した例

患者：45歳，男性。未婚。

主訴：全身の多汗症（特に両手）。

初診：X年5月22日。

現病歴：10年以上前から上記の症状がある。抑うつ症状とその他の症状で近医メンタルクリニックに通院中。ゾルピデム酒石酸塩・スルピリドを内服中。部位に関係なく多汗で，以前60kg台だった体重が81kgに増加したための多汗症かもしれないがなんとかしたいと来院した。不眠があり，夜1回はトイレに起きる。初診時の問診票には「疲れやすい。気分がすぐれず，気力がない。集中力がない。手足がほてる。汗は全身にかきやすい。顔・まぶたが腫れることがある。鼻が詰まる。鼻水が出る。匂いがわかりにくい。腰が痛い。足がむくむことがある。よくこむらがえりが起こる。尿は薄い」などの記載あり。

現症：身長168cm，体重81kg。普通便1日1回。

漢方医学的所見：薄い白苔の舌。つばが多い。腹診所見上，軽度の胸脇苦満・臍上の動悸あり。瘀血圧痛はなし。腹力は普通。

治療および経過：初診時から防已黄耆湯7.5g/日分3を処方した。服用開始から1カ月後のX年6月19日の再来時，「汗は出るが，まあまあのような気がする」といい，処方の継続を希望。X年8月14日，本人は体重を気にしているがダイエットの効果が出ていないという。多汗症は継続して症状があり，内服を継続とした。X年10月10日の再来時，「日中の多汗が気になってつらい。最近，特に全身倦怠感，だるさが強い」という。この日，防已黄耆湯から補中益気湯7.5g/日分3に変更した。補中益気湯を開始から2カ月後のX年12月12日，「少なくとも以前よりはだいぶよい」という。さらに「まだ疲れやすく，だるさはあるが多汗はあまり気にならなくなった。天候のせいかもしれないが，とにかく調子がよい」という。X＋1年4月17日の再来時，多汗症も全身倦怠感もかなり良好である。X＋1年6月19日の再来時，多汗症も倦怠感もたいへん良好で食欲も出てきた。以後も患者の希望もあり継続中。

おわりに

　掌蹠多汗症の場合，皮膚科を受診することが多く，著者も以前はガイドラインが推奨する塩化アルミニウムの外用やイオントフォレーシス療法などを行い，ときにトフィソパムやプロパンテリン臭化物などを投与してきた。特に内服療法は，効果が十分でないにもかかわらず副作用が前面に出ることもあり，治療に難渋していた。最近は多汗症に対し，防已黄耆湯や補中益気湯を主体に漢方薬で対処することの方が多くなっている。

13 心因性皮膚疾患

黒川　晃夫　大阪医科大学附属病院皮膚科（大阪府高槻市）

はじめに

　　アトピー性皮膚炎・蕁麻疹・円形脱毛症・帯状疱疹後神経痛をはじめとする皮膚疾患は，イライラ・神経過敏・不安・気力低下・動悸・不眠などさまざまな精神症状を合併しやすい。精神症状はしばしば皮膚疾患の要因，もしくは増悪因子となり，皮膚症状の悪化はさらなる精神症状の悪化を引き起こしかねない。このように，心因性皮膚疾患では，皮膚症状と精神症状とは密接に関係している。皮膚疾患に伴う精神症状には多くの漢方方剤が適応となるが，その中から私が日常よく用いる11処方を取り上げる。

心因性皮膚疾患に対する漢方方剤

　　11処方を用いる際の指標となる精神症状とともに，適応となる精神疾患および皮膚疾患を文献[1]などをもとに表にまとめた。ただし，ここにあげた皮膚疾患には，心因性疾患との関連性が少ないものも含まれる。以下に，それぞれの方剤を3つの群に分けて解説する。

表　心因性皮膚疾患によく用いる 11 処方

処方	精神症状	精神疾患	皮膚疾患
抑肝散	易怒性・易興奮性・神経過敏・イライラ・入眠・熟眠障害・不安・抑うつ	認知症・統合失調症・睡眠障害・抑うつ神経症・不安障害・神経症・身体表現性障害・脳卒中後遺症	アトピー性皮膚炎・蕁麻疹・帯状疱疹後神経痛
黄連解毒湯	イライラ・のぼせ・興奮・入眠障害・顔面紅潮	認知症・統合失調症・睡眠障害・神経症・脳卒中後遺症	アトピー性皮膚炎・湿疹・蕁麻疹・皮膚瘙痒症・尋常性乾癬・掌蹠膿疱症・酒皶・尋常性痤瘡
温清飲	イライラ・のぼせ・抑うつ・不安・不眠	抑うつ神経症・不安障害・神経症・睡眠障害	アトピー性皮膚炎・湿疹・皮膚瘙痒症・皮脂欠乏症・特発性色素性紫斑・ベーチェット病・尋常性乾癬・掌蹠膿疱症・尋常性痤瘡
甘麦大棗湯	神経過敏・泣き笑い・易興奮性・躁うつ状態・不眠	抑うつ神経症・神経症・身体表現性障害・夜驚症・チック障害・てんかん癲癇・双極性障害・パニック障害・睡眠障害	アトピー性皮膚炎・乳児湿疹・帯状疱疹後神経痛
柴胡加竜骨牡蛎湯	イライラ・心悸亢進・不安・抑うつ・神経質・熟眠障害	抑うつ神経症・不安障害・神経症・身体表現性障害・癲癇・男性更年期障害・睡眠障害	アトピー性皮膚炎・蕁麻疹・掌蹠膿疱症・多汗症・円形脱毛症・帯状疱疹後神経痛
桂枝加竜骨牡蛎湯	不安・抑うつ・動悸・神経過敏・多夢・不眠・性機能障害	抑うつ神経症・不安障害・神経症・身体表現性障害・夜驚症・チック障害・睡眠障害	蕁麻疹・円形脱毛症・帯状疱疹後神経痛
半夏厚朴湯	咽喉頭異常感・気道閉塞感・抑うつ・不安・動悸・不眠	抑うつ神経症・不安障害・神経症・身体表現性障害・睡眠障害	アトピー性皮膚炎・蕁麻疹・円形脱毛症・帯状疱疹後神経痛
加味逍遙散	イライラ・抑うつ・不安・焦燥感・神経質・心気症・熟眠障害	抑うつ神経症・不安障害・神経症・更年期神経症・不定愁訴症候群・身体表現性障害・睡眠障害	湿疹（異汗性湿疹など）・蕁麻疹・進行性指掌角皮症・掌蹠膿疱症・円形脱毛症・酒皶・帯状疱疹後神経痛
桃核承気湯	易興奮性・精神錯乱・のぼせ・不安・不眠	不安障害・神経症・更年期神経症・身体表現性障害・睡眠障害	アトピー性皮膚炎・湿疹・蕁麻疹・尋常性乾癬・尋常性痤瘡
補中益気湯	無気力・抑うつ	統合失調症・抑うつ神経症	アトピー性皮膚炎・蕁麻疹・褥瘡・円形脱毛症・皮膚感染症・帯状疱疹後神経痛
十全大補湯	無気力・抑うつ	統合失調症・抑うつ神経症	アトピー性皮膚炎・蕁麻疹・皮脂欠乏症・褥瘡・円形脱毛症・皮膚感染症・肛門周囲膿瘍・帯状疱疹後神経痛

①非周期的に出現する精神症状

非周期的に出現する精神症状を目標に，抑肝散・黄連解毒湯・温清飲・甘麦大棗湯・柴胡加竜骨牡蛎湯・桂枝加竜骨牡蛎湯・半夏厚朴湯を用いる。

抑肝散は，中枢神経系に関する作用[2,3]のほか，マウスでのアトピー性皮膚炎様病変発症抑制作用および掻破行動抑制作用[4]，マスト細胞が関与するアレルギー疾患改善作用[5]などが報告されている。爆発性の怒り，興奮しやすい状態にはよい適応である。適応となる主な心因性皮膚疾患には，アトピー性皮膚炎・蕁麻疹・帯状疱疹後神経痛などがあげられる。

黄連解毒湯は，アルツハイマー病治療薬としての有用性[6]，抗炎症作用[7]，ほてり・顔面紅潮に対する効果[8]などが報告されている。赤ら顔で，のぼせやイライラする傾向があり，皮膚の発赤を伴うが皮膚の乾燥はみられない場合にはよい適応である。適応となる主な心因性皮膚疾患には，アトピー性皮膚炎・湿疹・蕁麻疹・尋常性乾癬・酒皶などがあげられる。

温清飲は，抗炎症作用[7]，接触過敏症抑制作用[9]，止痒作用[10]などが報告されている。精神症状は黄連解毒湯を用いる場合より軽く，皮膚の乾燥と軽度の発赤を伴う皮膚症状がみられる場合によい適応となる。適応となる主な心因性皮膚疾患には，アトピー性皮膚炎・湿疹・皮膚掻痒症・尋常性乾癬などがあげられる。

甘麦大棗湯は，マウスでの予測不能な慢性緩和ストレスによるうつ的行動の予防効果[11]，あくび行動抑制作用[12]などが報告されている。精神的に不安定で極度の神経過敏状態にあり，泣き笑い，シクシク涙を流すなどの感情障害や，痙攣を伴う精神状態で不眠を伴う場合にはよい適応である。適応となる主な心因性皮膚疾患には，アトピー性皮膚炎・乳児湿疹・帯状疱疹後神経痛などがあげられる。

柴胡加竜骨牡蛎湯は，慢性ストレスによる不安に対する予防効果[13]，興奮抑制作用[14]などが報告されている。神経が高ぶり，イライラしがちで動悸がし，不眠を伴う場合にはよい適応である。適応となる主な心因性皮膚疾患には，アトピー性皮膚炎・多汗症・円形脱毛症などがあげられる。

桂枝加竜骨牡蛎湯は，抗不安作用[15]，抗うつ作用[16]などが報告されている。神経衰弱による精神不安がみられ，悪夢を見やすく不眠を伴う場合にはよい適応である。適応となる主な心因性皮膚疾患には，円形脱毛症などがあげられる。

半夏厚朴湯は，抗不安作用[17]，抗うつ作用[18]などが報告されている。気の停滞による精神症状，例えば喉の違和感を伴う精神不安や自分の症状を詳

心因性皮膚疾患　●91

細にメモ書きする，いわゆる「メモの証」がみられ，嗄れ声や不眠を伴う場合にはよい適応である。適応となる主な心因性皮膚疾患には，アトピー性皮膚炎・蕁麻疹などがあげられる。

②周期的に出現する精神症状

月経時に周期的に出現・増強する精神症状を目標に，加味逍遙散・桃核承気湯を用いる。

加味逍遙散は，抗不安作用[19]，更年期女性の精神症状改善作用[20]，月経前不快気分障害改善作用[21] などが報告されている。イライラや精神不安・のぼせなどが認められ，多愁訴で訴えが変わりやすい場合にはよい適応である。適応となる主な心因性皮膚疾患には，異汗性湿疹・蕁麻疹・円形脱毛症・酒皶などがあげられる。

桃核承気湯は，更年期障害におけるホットフラッシュの改善作用[22]，月経前症候群における易怒性改善作用[23] などが報告されている。精神錯乱などの激しい精神症状にのぼせや便秘を伴う場合にはよい適応である。適応となる主な心因性皮膚疾患には，アトピー性皮膚炎・湿疹・蕁麻疹・尋常性乾癬などがあげられる。

③気力の低下による精神症状

気力の低下による症状を目標に，補中益気湯・十全大補湯を用いる。

補中益気湯は，免疫賦活作用[24]，抗うつ作用[25]，マウスでの慢性疲労症候群の活動量増加[26] などが報告されている。元気がなく疲労倦怠感や食欲不振などがみられるも，全身状態は比較的良好な場合にはよい適応である。適応となる主な心因性皮膚疾患には，アトピー性皮膚炎・蕁麻疹・褥瘡・円形脱毛症などがあげられる。

十全大補湯は，免疫賦活作用[27] などが報告され，褥瘡[28] をはじめとする皮膚潰瘍に頻用される。心身ともに衰弱し，高度の疲労倦怠感や食欲不振などが認められ，末梢循環障害や末端の冷え，皮膚の乾燥を伴う場合にはよい適応となる。適応となる主な心因性皮膚疾患には，アトピー性皮膚炎・蕁麻疹・褥瘡・円形脱毛症などがあげられる。

方剤のイメージをつくる

　上記11処方が適応となる精神症状の私なりのイメージを図1に，処方選択のフローチャートを図2に示した。

　なお，図1の縦軸は精神状態，横軸は時間軸を示す。横軸を境界に，上にいけばいくほど感情の高ぶりが著しく，下にいけばいくほど気力の低下や精神衰弱が顕著であることを表している。抑肝散では感情の起伏（＝波）が大きく急激である。黄連解毒湯・温清飲の波は抑肝散より小さく，感情の高ぶりは黄連解毒湯に比べ温清飲の方が軽度である。甘麦大棗湯では精神的に不安定で極度の神経過敏状態にあり，波は横軸の上下にまたがり非常に大きな振れ幅を示す。柴胡加竜骨牡蛎湯では神経の高ぶりを，桂枝加竜骨牡蛎湯では精神衰弱を呈する。ともに精神的に不安定で波は比較的大きく急激であるが，甘麦大棗湯ほど激しくはない。半夏厚朴湯でも精神不安がみられるが，気が停滞した状態で，波は小さく緩徐である。加味逍遙散と桃核承気湯では精神症状が月経時に増強する。大きな波の振れ幅は桃核承気湯の方が大きく，大きな波の最大振れ幅と最小振れ幅との差は加味逍遙散の方が大きい。

図1　11処方が適応となる精神症状のイメージ

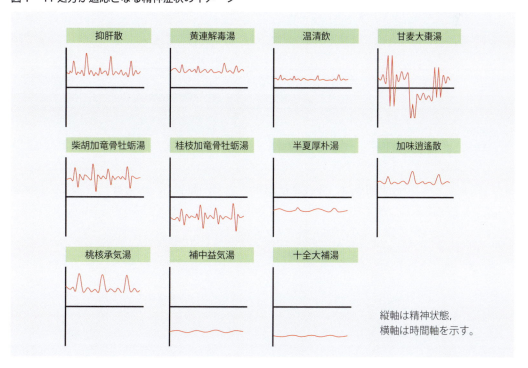

CHART

図2　処方選択フローチャート

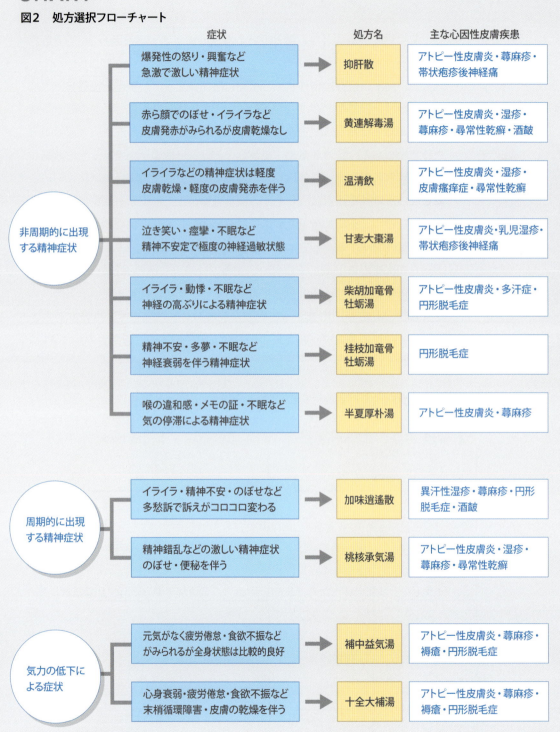

94　心因性皮膚疾患

補中益気湯・十全大補湯ではともに気力が低下した状態で波はほとんどない。気力の低下は十全大補湯の方が補中益気湯より高度である。

　イメージ図は，各々の処方の適応となる代表的な精神症状を中心に，やや誇張して描いた。先生方の今後の診療に少しでもお役に立つことができれば幸いである。

症例1　瘙痒を伴う皮疹に黄連解毒湯が奏効した例

患者：61歳，男性。

既往歴：糖尿病。

現病歴：X－3年3月より体幹・四肢に瘙痒を伴う皮疹が出現した。近医でステロイド外用薬・抗ヒスタミン薬・ヒドロキシジンパモ酸塩25mg/日などを処方されるも軽快しないため，同年5月当科紹介となった。

初診時現症：体幹・四肢に微小な丘疹・結節が多発していた。舌は紅，白苔あり。

精神的所見：真っ赤な顔をして，立ったまま怒り口調で自らの症状を長々と訴え続けた。

処方と治療経過：多形慢性痒疹＋中毒疹と診断し，ヒドロキシジンパモ酸塩25mg/日を継続，抗ヒスタミン薬を増量し，クロベタゾールプロピオン酸エステル外用薬（ストロンゲスト）を処方した。皮疹の改善は乏しく，同年12月，プレドニゾロン（PSL）2mg/日を追加するも皮疹は寛解と増悪を繰り返した。X年4月，皮疹の著明な改善はみられず患者のイライラが続くため，ベポタスチンベシル酸塩40mg/日・PSL 2mg/日・ベタメタゾン酪酸エステルプロピオン酸エステル外用薬（ベリーストロング）に黄連解毒湯5.0g/日分2を追加処方した。すると，皮疹は徐々に軽快したため投与6カ月後にPSLを中止し，その2カ月後，ベポタスチンベシル酸塩を30mg/日に減量した。PSLを中止した頃より患者のイライラや自己主張は軽減してきた。その後皮疹の悪化はなく患者のイライラもさらに軽快したため，X＋1年10月，黄連解毒湯を2.5g/日に減量した。

症例2　酒皶＋脂漏性皮膚炎に桃核承気湯が奏効した例

患者：63歳，女性。

既往歴：自律神経失調症。

現病歴：以前より顔面の皮疹に対し，多くの医療機関で治療を受けていたが著明

心因性皮膚疾患

な改善はみられず当科受診となった。

初診時現症：顔面から前頸部にかけて，瘙痒を伴う紅斑がみられた。舌下静脈は怒張し，便秘傾向が認められた。

精神的所見：診察室に入るや，いきなり今までの治療経過を書いた紙を片手に早口で説明し始めた。まるでブレーキの効かなくなった自動車が猛スピードで突っ走るような勢いを感じさせた（図3）。

処方と治療経過：酒皶＋脂漏性皮膚炎と診断し，プレドニゾロン吉草酸エステル酢酸エステル外用薬（ミディアム），桃核承気湯5.0 g／日分2内服にて治療を開始したところ，皮疹は徐々に改善傾向を示した。治療開始から数カ月後には酒皶はほぼ完全に消失した。酒皶が完治した頃には初診時のような勢いはなく，比較的落ち着いた口調で話すようになった。初診から3年半を経た現在も桃核承気湯5.0 g／日分2とプレドニゾロン吉草酸エステル酢酸エステル外用薬の頓用にて皮膚症状・精神症状ともに良好である。

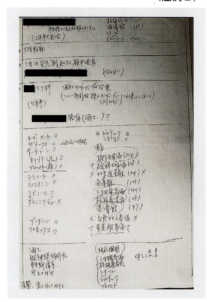

図3　初診時に患者が持参したメモ書き（症例2）

症例3　褥瘡に十全大補湯が奏効した例

患者：63歳，男性。

既往歴：胃がん手術後のダンピング症候群・ビタミン B_{12} 葉酸欠乏性貧血・右母趾骨髄炎切断術施行。

現病歴：X年4月の入院時，仙骨部に直径7.6×6.7cmの巨大な褥瘡が認められた。

初診時現症：痩せ型でベニヤ板状の胸壁・腹壁を呈していた。

精神的所見：顔つきはこわばり，回診時，我々をにらみつけるような目つきをしていた。

処方と治療経過：白糖・ポビドンヨード軟膏外用，十全大補湯7.5 g／日を処方したところ，褥瘡は約4カ月で完治し，その後すぐに退院となった。退院時，顔はほころび，笑顔で会話できるまでに精神状態は回復していた（図4）。

　この症例は，第61回日本東洋医学会学術総会にて発表した。

図4　症例3の患者の表情

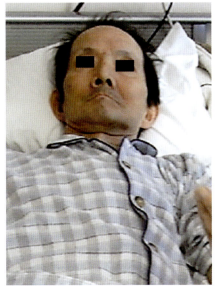
入院時

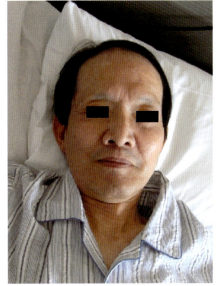
退院時

おわりに

　イメージ図を書き終えた後，いくつかの方剤が癲癇発作の脳波に似ていることに気づき，我ながらちょっとした感動を覚えた。読者の先生方にも一度，心因性皮膚疾患でよく使われる処方のイメージ図をご自身なりに試行錯誤して作成してみることをお勧めする。処方のイメージが見えてくるばかりでなく，思わぬ発見ができるかもしれない。

【文献】
1) 堀口淳．展望 精神医学脳には東も西もない―われら臨床医のこの一手 漢方薬 患者の幸せ．2012，54（3），p.249-267.
2) Ueki T, Mizoguchi K, Kase Y, et al. Yokukansan, a traditional Japanese medicine, decreases head-twitch behaviors and serotonin 2A receptors in the prefrontal cortex of isolation-stressed mice. J Ethnopharmacol. 2015, 166 (26), p.23-30.
3) Shimizu S, Tanaka T, Miyata S, et al. The Kampo Medicine Yokukansan Decreases MicroRNA-18 Expression and Recovers Glucocorticoid Receptors Protein Expression in the Hypothalamus of Stressed Mice. Biomed Res Int. 2015, doi：10. 1155/2015/797280.
4) Funakushi N, Yamaguchi T, Ikeda S, et al. Ameliorating effect of Yokukansan on the development of atopic dermatitis-like lesions and scratching behavior in socially isolated NC/Nga mice. Arch Dermatol Res. 2011, 303 (9), p.659-667.

5 ）Yamamura K, Kato S, Takeuchi S, et al. Anti-allergic mechanisms of Japanese herbal medicine, yokukansan on mast cells. J Dermatol. 2014, 41 （9）, p.808-814.

6 ）Durairajan SS, Huang YY, Li M, et al. Effects of Huanglian-Jie-Du-Tang and its modified formula on the modulation of amyloid-β precursor protein processing in Alzheimer's disease models. PLos One. 2014, doi：10. 1371/journal. pone.0092954.

7 ）Wang LM, Yamamoto T, Mineshita S, et al. Effects of Oren-gedoku-to and Unsei-in, Chinese Traditional Medicines, on Interleukin-8 and Superoxide Dismutase in Rats. J Pharm Pharmacol. 1997, 49 （1）, p.102-104.

8 ）脇田広美・宮本謙一. 黄連解毒湯およびその構成生薬の心・血管系に対する作用：ほてり・顔面紅潮に対する有用性の検討. 和漢医薬学雑誌. 2002, 19 （6）, p.230-237.

9 ）Nose M, Sakushima J, Ogihara Y, et al. Comparison of immunopharmacological actions of 8 kinds of kampo-hozais clinically used in atopic dermatitis on delayed-type hypersensitivity in mice. Biol Pharm Bull. 1999, 22 （1）, p.48-54.

10）Andoh T, Al-Akeel A, Kuraishi Y, et al. Repeated treatment with the traditional medicine Unsei-in inhibits substance P-induced itch-associated responses through downregulation of the expression of nitric oxide synthase 1 in mice. J Pharmacol Sci. 2004, 94 （2）, p.207-210.

11）Lou JS, Li CY, Guo JY, et al. Protective effect of gan mai da zao decoction in unpredictable chronic mild stress-induced behavioral and biochemical alterations. Pharm Biol. 2010, 48 （12）, p.1328-1336.

12）木村博. 甘麦大棗湯によるコリン作動性誘発あくび行動の抑制. 日東医誌. 1998, 49 （1）, p.11-19.

13）Mizoguchi K, Ikeda R, Tabira T, et al. Saikokaryukotsuboreito, a herbal medicine, prevents chronic stress-induced anxiety in rats：comparison with diazepam. J Nat Med. 2009, 63 （1）, p.69-74.

14）石毛敦・飯塚進・小松靖弘. 特集：現代社会におけるストレスと漢方の役割 基礎研究 2.EL マウスの易興奮性に起因した行動異常に対する柴胡加竜骨牡蛎湯の改善作用. Prog Med. 1997, 17 （4）, p.861-867.

15）谷川聖明. 臨床リポート 不安神経症 4 例に対する桂枝加竜骨牡蛎湯の治療効果. 漢方と診療. 2014, 4 （4）, p.296-298.

16）泉山隆男・望月大史. 桂枝加竜骨牡蛎湯のうつ病に対する効果. 漢方医学. 2003, 27 （3）, p.128.

17）Gamo Y, Ito N, Hanawa T, et al. An anxiolytic-like effect of kososan is different from the effect of hangekobokuto on two anxiety models in mice. J Trad Med. 2009, 26 （1）, p.11-17.

18）Luo L, Nong Wang J, Tan RX, et al. Antidepressant effects of Banxia Houpu decoction, a traditional Chinese medicinal empirical formula. J Ethnopharmacol. 2000, 73 （1 - 2）, p.277-281.

19）Mizowaki M, Toriizuka K, Hanawa T. Anxiolytic effect of Kami-Shoyo-San （TJ-24）in mice：possible mediation of neurosteroid synthesis. Life Sci. 2001, 69 （18）, p.2167-2177.

20）Yasui T, Yamada M, Irahara M, et al. Changes in circulating cytokine levels in midlife women with psychological symptoms with selective serotonin reuptake inhibitor and Japanese traditional medicine. Maturitas. 2009, 62 （2）, p.146-152.

21）Yamada K, Kanba S. Effectiveness of kamishoyosan for premenstrual dysphoric disorder：open-labeled pilot study. Psychiatry Clin Neurosci. 2007, 61 （3）, p.323-325.

22）Noguchi M, Yuzurihara M, Kase Y, et al. Effects of the traditional Japanese medicine Tokaku-jyoki-to in rat-models for menopausal hot flash. J Ethnopharmacol. 2009, 126 （1）, p.96-101.

23）Takagi K. Effect of Tokakujokito on Irritability in Premenstrual Syndrome. J Kampo Med. 2010, p.18-20.

24）Li T, Tamada K, Nomoto K, et al. The restoration of the antitumor T cell response from stress-induced suppression using a traditional Chinese herbal medicine Hochu-ekki-to （TJ-41：Bu-Zhong-Yi-Qi-Tang）. Immunopharmacology. 1999, 43 （1）, p.11-21.

25）Tohda M, Mingmalairak S. Evidence of Antidepressive Effects of a Wakan-yaku Hochuekkito, in Depression Model Mice with Learned-Helplessness Behavior. Evidence-Based Complementary and Alternative Medicine. 2013, doi：10.1155/2013/319073.

26）Chen R, Moriya J, Kanda T, et al. Brain atrophy in a murine model of chronic fatigue syndrome and beneficial effect of Hochu-ekki-to （TJ-41）. Neurochem Res. 2008, 33 （9）, p.1759-1767.

27）Fujiki K, Nakamura M, Taniguchi K, et al. IL-12 and IL-18 induction and subsequent NKT activation effects of the Japanese botanical medicine Juzentaihoto. Int J Mol Sci. 2008, 9 （7）, p.1142-1155.

28）永井弥生・長谷川道子・石川治ほか. 研究報告 十全大補湯の褥瘡に対する効果の検討. 漢方と最新治療. 2009, 18 （2）, p.143-149.

14 美容皮膚科領域
─女性のデリケートな愁訴に対して─

吉木　伸子　よしき皮膚科クリニック銀座（東京都中央区）

はじめに

　　まず，美容皮膚科とは何かについて触れておきたい。皮膚の状態は病的ではなく，症状もないが，患者が美容的見地から（主として若返り目的で）何らかの施術や治療を望む場合に，原則的に*自費で治療を施すのが美容皮膚科であり，外科的手術を含めないものとされる。現在，美容皮膚科の主流になっているのはレーザーやフラッシュランプ・高周波などの機器を用いた施術であり，さらにケミカルピーリング・ヒアルロン酸注射・ボツリヌス注射なども行われている。

　　当院は美容皮膚科の看板を掲げてはいるが，患者の主訴が保険適応の疾患である場合には保険治療を行っており，そのうち8割以上に漢方薬を処方している。それほど，女性の肌のデリケートな悩みには，漢方の出番が多いといえる。

　*先天性のあざのレーザー治療に一部保険適応が認められている。

美容皮膚科での愁訴の分類

　　美容皮膚科に持ち込まれる相談は多岐にわたるが，おおまかに以下のような3つに分類される。「皮膚科的疾患」と「肌の異常がない心因性の愁訴」は漢方のよい適応になると私は考えている。

1．形態的変化を伴う美容的愁訴

シミ・シワ・座瘡瘢痕などの形態的変化を伴う美容的愁訴は，加齢による
ものとそうでないもの，体質的なものなど原因はさまざまである。レーザー
や注射などの自費治療を，本人の希望に応じて行うことが多い。永久脱毛も
この分類に含まれると考える。

2．皮膚科的疾患

座瘡・脂漏性皮膚炎・接触性皮膚炎などの皮膚科的疾患は，顔に皮疹が現
れるため，美容相談として持ち込まれることがある。症状が軽すぎるため
に，一般の皮膚科ではきちんと診てもらえない，もしくは通常の保険治療を
受けたが満足のいく結果が得られなかった等の理由で，自費での美容治療
を希望して美容皮膚科を受診するケースが多い。特に「軽微な」皮膚炎は，
ステロイド外用や抗生物質内服などの西洋医学的治療を施すほどでもなく，
逆に治療に苦慮する場合がある。

3．肌の異常がない心因性の愁訴

皮膚になんら異常がないのに，「肌がべたつく」「くすんでいる気がする」
などの訴えがある場合は心因性であると考えられる。「10年前からずっと顔
が痛い」「エステティックサロンで施術を受けた後に急激にシワが増えた」
などの，妄想的な訴えも多い。

肌の異常がない心因性愁訴に対して，精神科の疾患名がつくほどのもので
はない場合，即座に抗不安薬などを処方するわけにもいかないので，治療に
苦慮する場合がある。これらに対して漢方治療を施すことで，皮膚や心理状
態の改善がみられるケースをよく経験している。特に病名をつけることが難
しいようなケースでも治療できるのが，漢方のよいところである。

座瘡

座瘡は美容皮膚科の患者数では上位を占める。西洋医学では，新しい外用
薬などが多々出ているが，発症要因としてホルモンバランスなどの内的なも
のが大きいため，そこに働きかける漢方薬の意義は大きいと考える。

CHART

図1 処方選択フローチャート

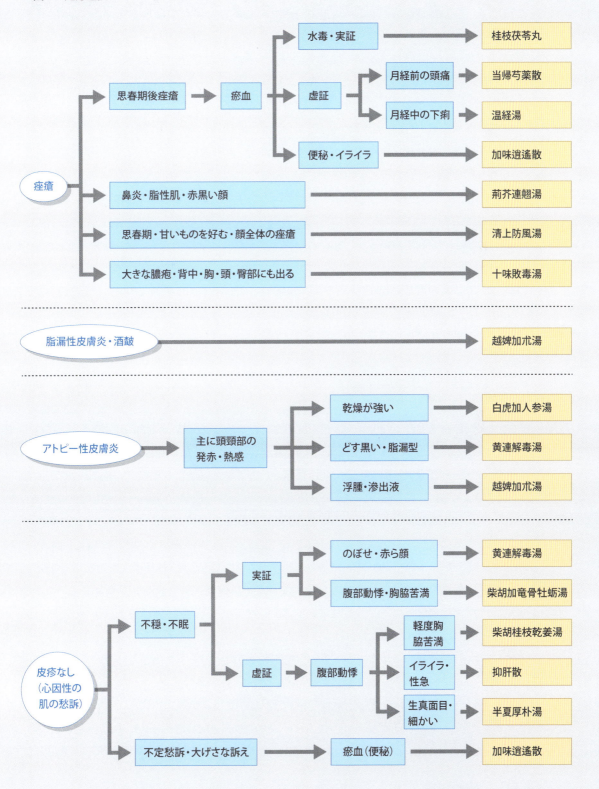

20代以降のいわゆる「思春期後痤瘡」には，当帰芍薬散・加味逍遙散・桂枝茯苓丸・温経湯などの駆瘀血剤のいずれかを使うことが多い。

当帰芍薬散：瘀血＋血虚＋水毒がある場合に用いる。鑑別のポイントは以下の通りである。

　　　瘀血：冷え症（冬は靴下をはいて寝る，湯たんぽを使うなど）があるが，その他の瘀血のサイン（静脈瘤や目の下のくまなど）は顕著ではない。

　　　血虚：立ちくらみ・倦怠感。色白で血色があまりない。

　　　水毒：歯痕舌・むくみ・月経前や低気圧による頭痛・乗り物酔いなど。

加味逍遙散：瘀血＋気逆，便秘傾向，胸脇苦満がある場合に用いる。鑑別のポイントは以下の通りである。

　　　瘀血：冷え症（寝る前まで靴下をはいているという程度，湯たんぽは使わない），舌の瘀斑・くま・さめ肌（毛孔性苔癬）など。便通は2～3日に1回で硬い。

　　　気逆：イライラ（特に月経前に増悪）・月経前症候群（腹満・肩こり・不眠・過食など）・不定愁訴・他罰傾向など。

桂枝茯苓丸：瘀血＋水毒，実証の場合に用いる。鑑別のポイントは以下の通りである。

　　　瘀血：末端の強い冷え（足先は冷えるが，寒がりではなく，厚着はしない）・顔がのぼせる・舌の瘀斑・静脈瘤。

　　　水毒：下腿の浮腫・歯痕舌など。

　　　実証：腹部充実・過多月経・月経前症候群（腹満・腹痛・イライラ・過食など）・月経痛（特に月経開始前から痛む）。

温経湯：鑑別は当帰芍薬散に似るが，より虚証向きである。月経中に下痢をするタイプによい。

十味敗毒湯：中程度～やや大型の膿疱ができる痤瘡で，痛みや痒みを伴うものによい。顔だけでなく，頭皮・首筋・背中・胸・臀部などにできるものにもよい。便秘をしている者に用いる場合は，必ず便通を整えながら使用しないと皮膚症状の悪化をみることがあるので注意を要する。

排膿散及湯：十味敗毒湯に似るが，囊腫や結節を形成し，いわゆる「地腫れ」するタイプによい。

荊芥連翹湯：鼻炎がある者，脂性肌で色白というよりは赤黒い顔，小さな丘疹や膿疱が顔全体に多発するタイプによい。

清上防風湯：鑑別は荊芥連翹湯に似るが，鼻炎がなく，甘いものや脂っこいものを好む者によい。20代くらいまでの若年者に適応が多い。

102　　美容皮膚科領域

顔の脂漏性皮膚炎・酒皶

　　顔の脂漏性皮膚炎および酒皶には，越婢加朮湯が奏効することが多い。瘀血体質がある者には駆瘀血剤を併用するとよい（駆瘀血剤の選択は前項参照）。

アトピー性皮膚炎

　　軽度のアトピー性皮膚炎は，美容的愁訴として持ち込まれることがある。アトピー性皮膚炎に用いる処方は多岐にわたるので，ここでは深く触れることは避けるが，初めに試すならば以下のようなものがあげられる。

白虎加人参湯：乾燥・発赤・熱感の強い顔面の成人型アトピー性皮膚炎によい。

黄連解毒湯：鑑別は白虎加人参湯に似るが，やや黒味がかった発疹，全身型のアトピーで，痒みによりイライラして眠れないなど。

越婢加朮湯：鑑別は白虎加人参湯に似るが，浮腫や滲出液などの水毒傾向を伴うものによい。皮疹は頭頸部・全身どちらの場合にも適する。夏に悪化する傾向がある。

肌の異常がない心因性愁訴の漢方治療

柴胡桂枝乾姜湯：不穏・不眠を訴える虚証タイプが適応となる。具体的には，軽微な皮膚炎を過度に心配する，ささいな体調不良（頭痛・月経不順など）を気にしてクヨクヨするタイプが該当し，軽度胸脇苦満・腹部動悸を触れる。

半夏厚朴湯：生真面目で，ストレスに弱く，神経性胃炎を起こしたり月経が遅れたりするタイプが適応となる。

抑肝散：落ち着きがなく常にイライラしている，やや虚証で神経過敏なタイプが適応となる。訴えに焦燥感があり，腹部は軟弱で動悸が強い。

柴胡加竜骨牡蛎湯：実証でイライラが強く攻撃的なタイプが適応となる。腹部動悸・胸脇苦満を触れる。

黄連解毒湯：適応は実証で，イライラ・のぼせ・赤ら顔・頭痛などのいわゆる「頭に血が上る」タイプ。

加味逍遙散：駆瘀血剤であるが，不定愁訴など心理的訴えが強いタイプに使う。ヒステリック，訴えが大げさでコロコロ変わる，他罰傾向などがある場合

美容皮膚科領域　● 103

によい。

　皮疹などのはっきりした他覚所見はないが，本人の訴えが心因性にあるような場合は，これらを処方しながら，半ばカウンセリング的に介入していく。漢方の診察では，まず丁寧な問診が必要になるため，患者の満足度は高くなる。さらに腹診や脈診・舌診など患者に直接触れるため一種のスキンシップ効果もあり，患者は自分が丁寧に診てもらった，大切にされたという安心感を持つ。そうした中で信頼関係を築き，生活指導をして睡眠や食事を改めさせ，適度な運動もするよう話していくことで，患者の心理状態が好転し，不思議と訴えが軽減していくことをよく経験する。

症例1　排膿散及湯と桂枝茯苓丸が奏効した例

　30歳，女性，会社員。
　下顎を中心に膿疱が多発しており，婦人科での治療で，黄体ホルモン剤を服用してから痤瘡が悪化したとのことであった。
　腹診では，腹部充実が認められ，実証と判断した。排膿散及湯5g/日分2と桂枝茯苓丸5g/日分2を処方。4週間後に略治した（**図2**）。
　最近，不妊治療でホルモン剤を使用して痤瘡を発症するケースが多く，妊娠に影響を及ぼさない治療として漢方が好まれる。

図2　症例1

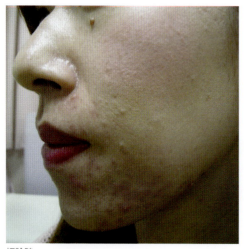

初診時

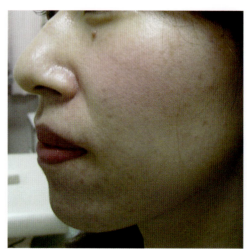

4週間後

| 症例2 | 柴胡桂枝乾姜湯と越婢加朮湯が奏効した例 |

23歳，女性，会社員。

2カ月前に就職してからストレスのためアトピー性皮膚炎が悪化していた。顔全体に乾燥，眼瞼や頬部に浮腫性紅斑がみられ，ところどころ搔破による痂皮・滲出液を認めた。腹診では，腹力軟，腹直筋が緊張し，臍上に動悸を触れた。

腹証より柴胡桂枝乾姜湯5g／日分2と，皮疹の発赤や浮腫より越婢加朮湯5g／日分2を処方。4週間後に，症状は軽快した（図3）。

図3　症例2

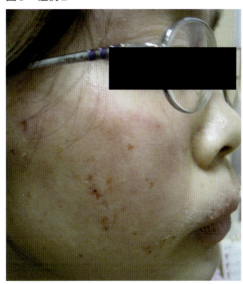

初診時

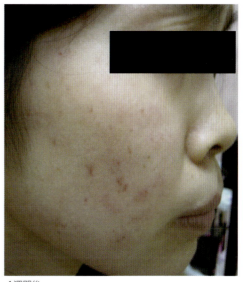

4週間後

おわりに

美容医療が通常の医療と決定的に異なるところは，「治療の必要のあるなしを，患者が決める」ということであろう。皮膚科の診療の中では「この程度のものは放っておいてよい」とか，「悪性のものではないから治療の必要がない」ということを患者に告げることがよくあるが，美容医療ではそうはいかない。ささいなシミでも取りたい，生まれつきの肌質であっても変えたい，というような患者ニーズに最大限こたえていくのが美容医療である。

美容皮膚科領域

中には思い込みや被害妄想による心因性の愁訴まで含まれるから，対応に苦慮することがよくある。いわゆる「難しい患者さん」といわれるようなケースであるが，そんなときが漢方の出番である。

西洋医学的に病名がつかないようなものでも，東洋医学的に診察していくと，気血水の異常等，何らかの所見を見出すことはできる。そこを治療していくことで肌状態が改善することもあり，そうでなくても患者の体調や精神状態が改善し，それによってささいな肌トラブルが気にならなくなるという場合もある。

治療の大前提として，患者との良好なコミュニケーションが必要になるが，漢方の切診や丁寧な問診は，患者に安心感を与え，医師に対する信頼感が生まれる。またそこから派生する細やかな生活指導が，患者が自分自身を見直すきっかけ作りになる。不定愁訴や心因性の愁訴を持ち込んでくる患者にとって，自分の行動を改善する方向に思考のベクトルが向くことは，大きな進歩になることがある。漢方の副効用ともいうべきこれらの要素が，「難しい患者さん」を多く扱う美容医療の現場で，大きく役立っているように思う。

患者の訴えを「科学的でない」「治療に値しない」といってはねのけることは簡単であるが，それをしても，患者は不信感を持ち，別の病院で同じ訴えを繰り返すだけである。漢方は患者を選ばないし，そういう意味で「無限大の門戸」を持つ医学である。それを味方につけることは，診療の可能性を無限に広げてくれるものと考えている。

方 剤 索 引

い

茵蔯五苓散⋯⋯⋯⋯⋯⋯22

う

温経湯⋯⋯⋯⋯⋯⋯⋯41, 101
温清飲⋯⋯ 15, 28, 46, 52, 76, 90

え

越婢加朮湯⋯⋯⋯⋯⋯ 12, 34,
53, 59, 76, 101

お

黄耆建中湯⋯⋯⋯⋯22, 58, 84
黄連解毒湯⋯⋯ 2, 13, 34, 46, 52,
59, 76, 84, 90, 101

か

葛根湯⋯⋯⋯⋯⋯⋯⋯⋯33
加味逍遙散⋯⋯⋯41, 84, 90, 101
甘麦大棗湯⋯⋯⋯⋯⋯ 22, 90

き

玉屏風散⋯⋯⋯⋯⋯⋯⋯84

け

荊芥連翹湯⋯⋯⋯⋯2, 52, 101
桂枝加黄耆湯⋯⋯⋯⋯⋯84
桂枝加朮附湯⋯⋯⋯⋯⋯77
桂枝加竜骨牡蛎湯⋯⋯ 84, 90

桂枝湯⋯⋯⋯⋯⋯⋯⋯84
桂枝二麻黄一湯⋯⋯⋯⋯84
桂枝茯苓丸⋯⋯ 2, 6, 12, 28,
41, 46, 66, 67, 101
桂枝茯苓丸加薏苡仁⋯⋯ 2, 6

こ

牛車腎気丸⋯⋯⋯⋯ 66, 77
五苓散⋯⋯ 22, 36, 46, 59, 66, 84

さ

柴胡加竜骨牡蛎湯⋯⋯ 37, 84,
90, 101
柴胡桂枝乾姜湯⋯⋯⋯84, 101
柴苓湯⋯⋯⋯⋯⋯⋯46, 66, 77
三黄瀉心湯⋯⋯⋯⋯⋯⋯46

し

紫雲膏⋯⋯⋯⋯⋯⋯⋯⋯59
四逆散⋯⋯⋯⋯⋯⋯ 53, 84
四君子湯⋯⋯⋯⋯⋯⋯⋯65
四物湯⋯⋯⋯⋯⋯⋯⋯⋯65
炙甘草湯⋯⋯⋯⋯⋯⋯⋯84
十全大補湯⋯⋯⋯⋯12, 65, 90
十味敗毒湯⋯⋯ 2, 15, 52, 59, 101
小建中湯⋯⋯⋯⋯⋯12, 22, 58
小柴胡湯⋯⋯⋯⋯⋯ 46, 66
小柴胡湯加桔梗石膏⋯⋯⋯52
消風散⋯⋯⋯⋯⋯⋯ 12, 22
真武湯⋯⋯⋯⋯⋯12, 28, 77

せ

清上防風湯⋯⋯⋯⋯⋯ 2, 101

そ

疎経活血湯⋯⋯⋯⋯⋯ 53, 77

た

大黄牡丹皮湯⋯⋯⋯⋯⋯59

ち

治頭瘡一方⋯⋯⋯⋯⋯⋯22
猪苓湯⋯⋯⋯⋯⋯⋯⋯⋯77

つ

通導散⋯⋯⋯⋯⋯6, 12, 29, 76

と

桃核承気湯⋯⋯⋯⋯⋯ 6, 29, 46,
52, 59, 76, 90
当帰飲子⋯⋯⋯⋯⋯⋯ 15, 28
当帰四逆加呉茱萸生姜湯⋯⋯67
当帰芍薬散⋯⋯⋯⋯6, 59, 101

に

人参湯⋯⋯⋯⋯⋯⋯⋯⋯22

は

排膿散及湯⋯⋯⋯⋯⋯⋯52

索引 ● 107

八味地黄丸…………28, 66, 77
半夏厚朴湯………………90, 101

ひ

白虎加人参湯 …12, 34, 46, 84, 101

ほ

防已黄耆湯……………… 58, 84
防風通聖散…………………46

補中益気湯…………… 12, 58,
66, 76, 84, 90

ま

麻黄附子細辛湯………… 36, 76
麻杏薏甘湯……………… 58, 84

よ

薏苡仁湯……………………58

抑肝散……… 22, 37, 77, 90, 101
抑肝散加陳皮半夏……………22

り

六君子湯……………………29
竜胆瀉肝湯…………………76

ろ

六味丸 ……………… 29, 84

用 語 索 引

あ行

瘀血……………… 5, 12, 28, 41,
45, 52, 59, 77, 102

か行

肝虚鬱熱…………………77
気逆………………… 102
気虚…………………12
気血両虚…………………12
血虚…………………28, 102
血熱…………………28

さ行

実証………………… 102

湿熱証……………………77
腎虚…………………28
腎陽虚…………………29
水毒………………… 102

な行

熱証……………………46

は行

脾胃湿毒……………………77
脾虚………………… 12, 28
表寒虚証…………………28
風火証……………………77
風湿熱…………………12
標治………………… 11, 24

本治……………… 11, 24

ら行

裏寒虚証………………… 12, 28
裏熱実証……………………12

チャート式 皮膚疾患の漢方治療

2019年3月5日	第1版第1刷発行

著　　　者	内海康生・大竹直樹・黒川晃夫・武市牧子・ 田邊惠美子・橋本喜夫・森原潔・栁原茂人・ 吉木伸子
発　　　行	井ノ上　匠
発　行　所	東洋学術出版社

　　　　　　〒272-0021　千葉県市川市八幡2-16-15-405
　　　　　　販売部　電話 047 (321) 4428　FAX 047 (321) 4429
　　　　　　　　　　e-mail　hanbai@chuui.co.jp
　　　　　　編集部　電話 047 (335) 6780　FAX 047 (300) 0565
　　　　　　　　　　e-mail　henshu@chuui.co.jp
　　　　　　ホームページ　http://www.chuui.co.jp

装幀／山口　方舟
印刷・製本／モリモト印刷株式会社
◎落丁，乱丁本はお取り替えいたします

Ⓒ 2019 Printed in Japan　　　ISBN978-4-904224-62-5　C3047

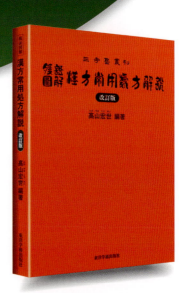

漢方エキス剤解説書の決定版
『赤本』

『赤本』の愛称で長年親しまれ続ける漢方医学書のベストセラー。
漢方を学ぶ臨床家の圧倒的な支持を獲得して
62回もの増刷を重ねてきた名著の改訂版。

エキス剤で健康保険適用の126処方を薬効別に収載。各処方とも，見開きの2頁に方意，診断のポイント，処方の特性と舌証・脈証・腹証，原典の読み下し文，処方構成，君臣佐使，構成生薬の本草学的効能，八綱弁証，臨床応用，類方鑑別などがまとめられており，特にその処方の特徴をよく表したユニークな腹証図が好評。

A5判／並製／336頁／価格：本体1,800円＋税

腹証図解
漢方常用処方解説 改訂版
髙山宏世 編著

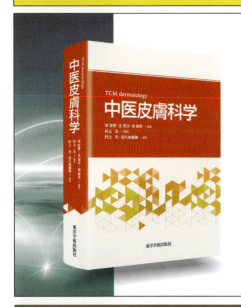

日本初の体系的な中医皮膚科の大著
TCM dermatology
中医皮膚科学

徐 宜厚・王 保方・張 賽英 ＝ 編著
村上 元 ＝ 編訳
村上 元・田久和義隆 ＝ 翻訳

B5判／並製／808頁／価格：本体9,600円＋税

ご注文は，メールまたはフリーダイヤルFAXで
E-mail:hanbai@chuui.co.jp／フリーダイヤルFAX.0120-727-060

東洋学術出版社
〒272-0021　千葉県市川市八幡 2-16-15-405／TEL.047-321-4428
●http://www.chuui.co.jp/